文庫改訂版

気《き》診《しん》で元気

歯科医師
小倉左羅
Ogura Sara

幻冬舎MC

はじめに

以前、私の働いている歯科医院になかなか痛みの取れない患者さんが来院されました。この患者さんを診ているうちに、この方は実は、身体の調子も悪いことに気づきました。「身体の調子が良くなれば、歯の痛みも止まるのになあ」と思いましたが、当時はなす術がありませんでした。そこで私が、身体全体にアプローチできる方法がないものかと探して、出合ったのが「気診」です。

「気診」とは、人の身体の内外に存在する気の診断をするというものです。早速、半信半疑でその講習会に参加しました。初めのうちは、言葉や内容、やっていることさえもまるでわからない世界でした。

しかしよくわからないけど何となく気持ちいい……そうして私はこの「気診」についてもっと学びたいと思うようになったのです。

空気や気体、雰囲気、気分、元気……気を使った言葉はたくさんあるにもかかわらず、人間の身体が目に見える肉体と、目に見えない「気」の身体でできていることは、まだ多くの人に理解されていません。

そこで私は「気診」の創始者である小田一先生の門を叩き、先生の地元、兵庫県加古川で勉強を始めました。

先生のところで四、五ヶ月ほど研修し、先生の「気診」を目の当たりに見学し続けているうちに、次第に患者さんを取り巻く周囲の気が変わることに気づきました。気というものは目に見えるわけではないのですが、小田先生が気を入れると、患者さんは身体全体が霞がかかったような具合の悪い状態から、さっと晴れ渡るように周囲の気がクリアになって元気になっていくのが、「気診」の検査方法で診るとわかりました。

その時初めて、私は身体の周囲の「気」の存在をつかむことができたのです。

人間の身体の「気」は様々な要因から影響を受けています。暑さ、寒さといった自然環境から食べ物、飲み物、冷え、疲れ、電磁波、さらには気持ちの変化などなど、気に影響を与える要因にはあらゆるものがあり、その影響を受けて気は容易に変化します。

したがって身体の健康を保つために、呼吸法で呼吸を調《ととの》えたり、冷えている身体を温めたり、調和のとれた考え方をしたりすることで、自分を取り巻いている気の身体と目に見える身体を健康な状態に変化させることができるのです。

このことから、気は人間の一部であり、さらに人間は気をとらえる能力を本来持っているのだということがよくわかります。ところが、頭でばかり考えている現代の人々は、気をとらえる能力が減退しているようです。

自分で「気診」ができるようになるためにはしばらく修行が必要ですが、様々なことに応用できます。例えば私の診療の中で、患者さんの気の状態を把握できることは、臨床にはとても役に立っています。また私が「気診」を臨床に取り入れてから、色々なことに気づくことができました。

この書では、「気診」のことと、私が臨床で気づいた元気になる方法、そして気持ちの持ち方について書きました。この書を読んでくださる方が、一人でも多く、ご自身で気を調えて、元気で快適な日々を送って頂けたら幸いです。

気診で元気！——目次

第三章　元気になる法

第四章　気持ちも大事——心がつくる気の身体

イラスト　平松ひろし
編集協力　リーブ企画㈱

第一章　病は気から

一、気のせい？

具合が悪くて病院に行ったのに「検査の結果、何も悪いところはありません」と言われた経験がある方もいらっしゃるかもしれません。おまけに「気のせいですよ」と言われて、安心した方もいらっしゃるでしょう。しかしそんな時こそ、身体の周囲を取り巻く気には異常があるのです。つまり霞や、霧のようなもやもやした気が取り巻いている状態になって、身体が重く感じたり、肩に重石が載っているように感じたりします。そしてさらに厚く雲のように覆われてくると、鉛のように身体が重いとか、足が重くて引きずるようだとか、身体を動かすことも辛くなります。ところがそのような気の異常は検査の結果には出てきません。

気の異常はまさに「気の病」です。東洋医学で言うと、病気になる手前、つまり未病の状態であると言えましょう。気の異常は、早く軽いうちであればゆっくり睡眠をとって休むことで、元気になって改善されます。しかし、無理をしすぎたり、ストレスをため過ぎたりしますと、気の異常がますます蓄積されて、身体を取り巻く気のみにとどまらず、身体にも異常が起こってきてしまいます。それが病気なのです。

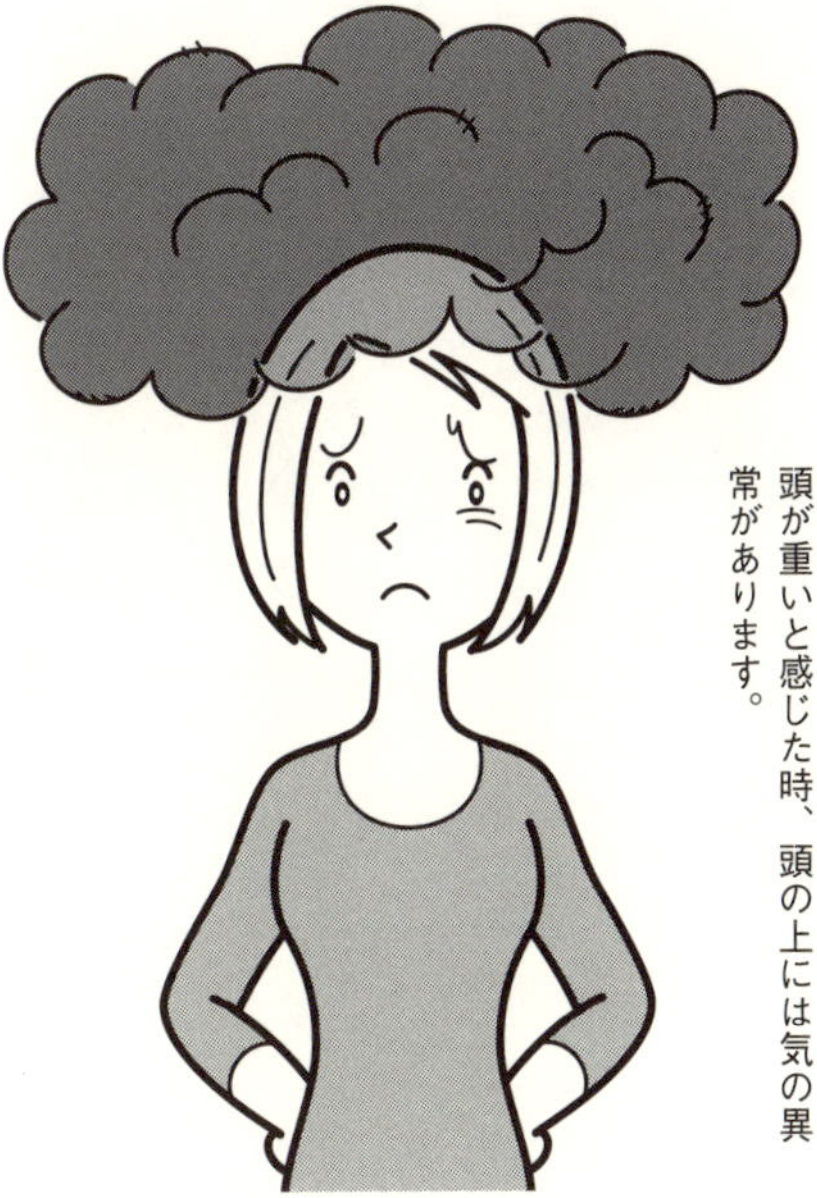

頭が重いと感じた時、頭の上には気の異常があります。

二、気の身体

人間の身体は目に見える肉体と、その身体の内外を流れる気で成り立っています。その気は身体の内外をとどまることなく流れていて、様々な影響を受けながら、常に変化しています。その身体を取り巻く気をオーラと呼んでいます。

東洋医学で見る「気」にはどういうものがあるかというと、呼吸によって体内に取り入れられる気を「天の気」、飲食によって取り入れられ、体内で作り出される気を「地の気」と言い、この両方が生命活動のエネルギー源となっています。

また、生まれながら親から受け継いだ気「先天の気」、生まれてから呼吸や飲食によって作り出された気「後天の気」があります。この持って生まれた「先天の気」と、飲食や呼吸で取り入れた「後天の気」も健康に大きく関わりがあります。

さらに身体を取り巻く気を大きくとらえると、気の身体は宇宙と対応しているといわれ、宇宙をマクロコスモス、人間の身体をミクロコスモスと表現しています。したがって宇宙

人間の身体は目に見える肉体と、それを取り巻く気（オーラ）で成り立っています。
気はいくつかの層になっています。

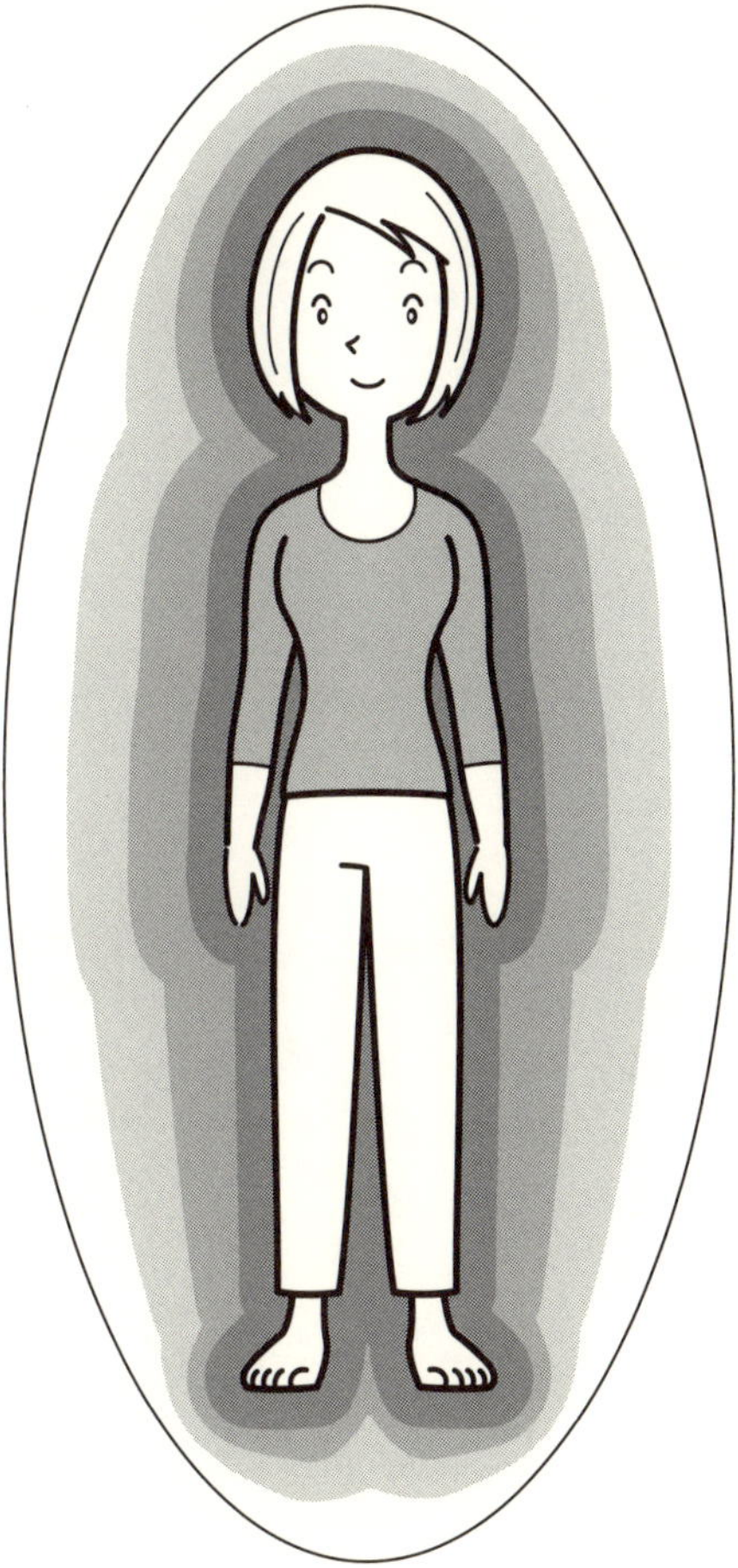

のエネルギーをもらいながら人間は生きていると言えます。つまりその大自然のエネルギーが十分、受け取れるような気の身体であればあるほど、健康な状態が保てるわけです。大自然と一体になった状態という表現がよろしいでしょうか。そのためには気が通りやすい身体、気を受け取れる心、気を感じる気の身体が大切です。

気の身体と、肉体として目に見える身体は連動していますから、気の身体を改善すると、目に見える身体も良くなります。また肉体として目に見える身体への適切なアプローチを行うことでも、気の身体の改善が見られます。目に見える身体が元気な時は、身体を取り巻く気も大きく広がっていますし、元気がない時は、気の身体はしぼんで小さく縮んでいます。

私が学んだ「気診」では、身体の表面を流れる気を調えるだけでなく、外側に広がる気の状態も調えていきます。

したがって二つの気が良い状態の時は、気が広くクリアで自然と一体になったようにとらえられます。

三、気に影響を与えるものは

身体を取り巻く気が、私たちの日常生活の中でありとあらゆるもの――周囲の環境、自然環境、電磁波、土地、建物、食事、水など――から影響を受けることは「はじめに」で触れました。

こういった、悪い気の影響を邪気と呼んでいます。また外的な要因だけでなく、自分自身の内面的な要因、例えば身体の状態で言いますと、冷え、疲労、睡眠不足、身体の歪み、心の状態では悲しみや憎しみ、喜びといった感情、さらに精神的なこと、ものの考え方なども気の身体に影響しています。

そのことは、気の良い場にいると気持ちよいと感じますし、あまり良くない気の場にいると身体が重く感じたり頭や身体が痛くなったりすることでわかります。

また、パソコンやテレビの前に長く座っていると、気の身体が冷えてきますし、身体を作っているのは飲食物ですから、いつも身体に合わないものを食べていると、気の状態は悪くなります。つまりエネルギーのない食事ばかりでは、身体のエネルギーも出てこないのです。

さらに、人間関係でいつもストレスを感じていますと、気が縮んで小さくなっているのがわかります。人の善意は温かく感じ、悪意は冷たく、もしくは痛く感じるのです。

一方、身体が疲れていると、気を消耗し元気がなくなります。さらに身体が冷えていれば身体のまわりの気も冷えています。同じ寒さでも人によって感じる度合いが異なるのは、その人の身体が冷えているかどうかにも関係していますので、身体が冷えている人、また冷えている時は寒さが身体にこたえるわけです。

悲しいことがあった時や、長い時間、悲しみの感情の中にいますと、気がなくなってしまいます。

物事の考え方で言えば、自分の考えにとらわれ、人の話を聞かない石頭の人は、その人の周囲に気の壁があります。話が通じない人だなあと思うのは、こちらの話がその人の壁を通らない状態だからです。

このように様々なことが自分自身の気や身体に影響を及ぼしています。

そこで悪い気の影響をできるだけ受けないためには、自分自身の持っている気を調える必要があります。つまり自分自身の気をパワーアップすることと、心や気持ちを安定させて気をクリアな状態にしていけばいいわけです。そして様々な影響を受けた身体や心のブレをきちんと正常に戻せる身体と心にしていくことが大切で、それが健康につながるのです。

身体と心を正常に戻すとは、どういうことかというと、身体が冷えていれば温め、歪んでいれば歪みを補正し、疲労が蓄積していれば、よく休み、憎しみや怒りをかかえていれば、その感情から抜け出すことです。ものの考え方を変えたり、何か夢中になれるものを探したりすることで気の身体は元気になっていきます。

四、カゼは万病の元

カゼを引いた時に、忙しい日が続き疲れがたまっていたから、髪を乾かさずそのまま寝てしまって冷えたから、食べ過ぎてしまったからなど、様々なカゼを引く原因に思い当たったことはありませんか？

身体を取り巻く気は日々刻々と変化しています。気が少しパワーダウンしていますと周囲に邪気が付きやすくなります。邪気の中でも一番身体に影響があるのは風邪《ふうじゃ》です。

一般にいわれるカゼとは、すでに引いてしまった症状のことで、鼻水が出たり、咳が出たり熱が出たりする状態のことを言いますが、「気診」の世界で言うカゼとは、その前の段階で、身体の周囲の気に風邪《ふうじゃ》が付いた段階を言います。ちょっと頭が重い、肩が凝る、急に首が回らない、冷える、関節が動きにくい、筋肉が硬い、喉に違和感がある、歯がうく……そのような状態を気の世界ではカゼと呼んでいます。

身体の調子がそれほど悪くない時は、風邪《ふうじゃ》が付いても、自分の力で追い出せます。身体を温めてゆっくり休めば、翌日には元気になるでしょう。しかしとても疲れていたり、冷えていたりしますと、風邪《ふうじゃ》を追い出す力が弱くて、気の身体についた風邪《ふうじゃ》が身体の中にまで影響して、カゼを引いてしまいます。身体はそれを追い出すために、鼻水を出したり、咳をしたり、熱を出して免疫力をアップさせます。したがって風邪《ふうじゃ》を追い出す身体の反応を一般的にはカゼと呼んでいるのです。

カゼを引いてしまったら治るまでに時間がかかります。身体が治る力をたくさん出せるように、ゆっくりとお休みになることが大切です。

また、普段から疲れをためていたり、冷えた身体をそのままにしていますと、身体にいつも風邪《ふうじゃ》が残った状態になります。そうしますと、何となく体調が悪いとか、頭が重いとか、元気が出ないとか、カゼを引きやすい状態になります。少しずつ身体全体の調子が悪くなるのです。まさに「カゼは万病の元」であると言えるでしょう。

カゼを引きやすい方は、普段から温めたり呼吸法をして身体自体の抵抗力を上げておくことが大切です。

風邪《ふうじゃ》は色々な症状として表れます。特に身体の弱い部分、以前に痛めた部分などに症状が表れることが多いようです。ですから長く深く風邪《ふうじゃ》が身体に入っている場合は、気長に養生なさることをお勧めします。

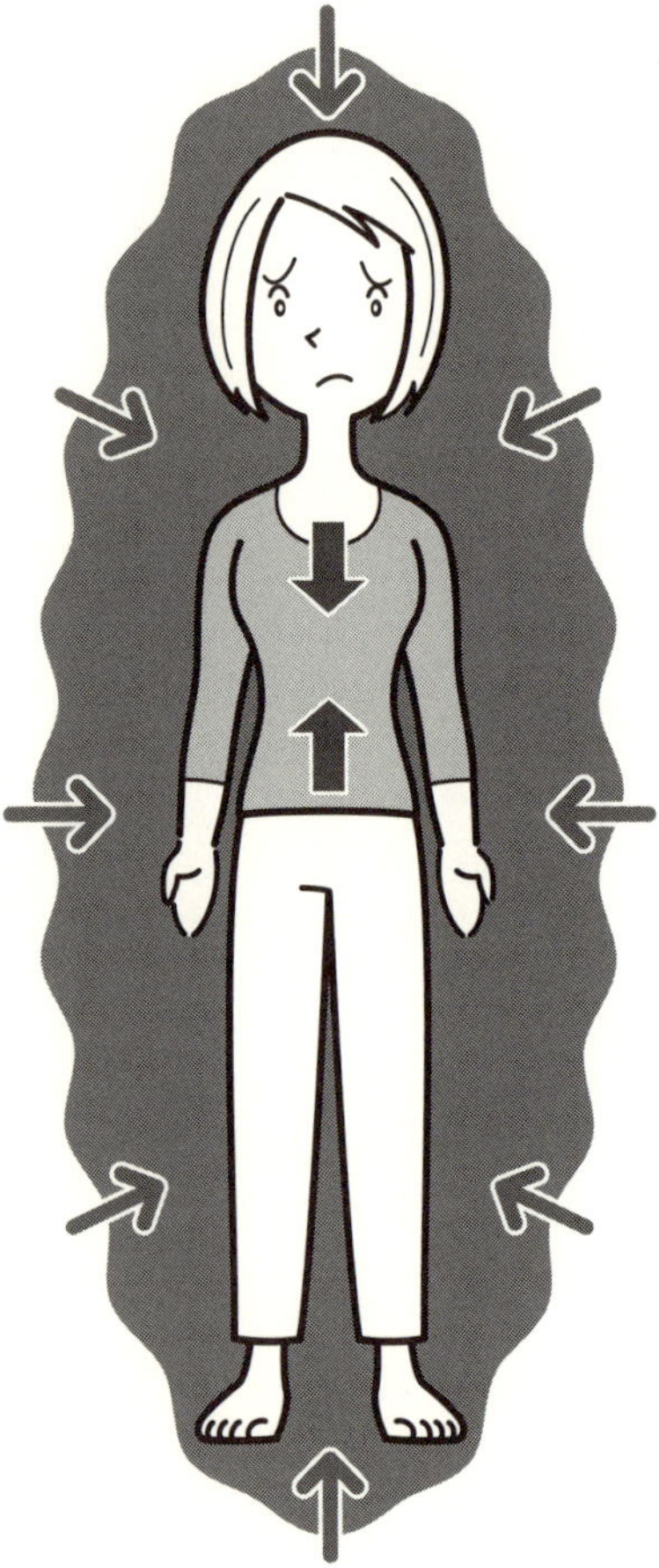

オーラに風邪《ふうじゃ》がついてしまうと、オーラがでこぼこして、全体がかすんで縮んでしまいます。

事例1　気の風邪《ふうじゃ》1

Tさんは、噛《か》み合わせが悪くてうまく噛めない、左の顔面に違和感があると言って来院されました。噛み合わせと気の状態を調整するとだいぶ良くなったのですが、左の鼻の脇の違和感がなかなか取れません。朝、起きる時に痛みを感じると言います。しかし、起き上がってしまえば痛みはなくなり、以前のように毎日、鎮痛剤を飲まないといられないという状態ではなくなりました。それからしばらくは安定していたのですが、ある時、急に具合が悪くなり、来院されました。「気診」で拝見すると、身体を取り巻く気がガタガタと崩れています。気の風邪《ふうじゃ》です。そこでカゼの漢方薬を持って頂きました。すると手に持っただけなのに、ご本人がすーっと楽になるのが感じられました。「風邪《ふうじゃ》ですね」と言いますと信じられないようでしたが、実際に楽になっています。気の風邪《ふうじゃ》は漢方薬の気で良くなる場合が多いのです。その後、温めて頂いたりお顔のマッサージをして頂いたりして少しずつ改善が見られています。長くため込んでしまった風邪《ふうじゃ》は、完全にすっきりと症状がなくなるまでにはかなり時間がかかります。

事例2　気の風邪《ふうじゃ》2

Kさんは、以前から耳に違和感があり耳鼻科に通っていました。最近は耳の痛みと吐き気を伴うようになり、総合病院で診察を受けたところ、二年前に鼻を強打したことによる鼻中隔の閉鎖で、耳の圧が抜けない状態にあると言われ、手術を勧められました。

私がKさんの気を拝見すると、やはり風邪《ふうじゃ》の反応がありました。身体のまわりの気は冷え、身体が冷え切っていました。風邪《ふうじゃ》の漢方薬を手に載せてしばらくしますと、身体の周囲の気が温かくなってきました。その後に、全体の気を調整してみますと耳のふさがりがなくなりました。そして家でよく温めることと冷たいものは控えるように申し上げました。その「気診」の後も何とか、辛い状態にならずに保っているようです。

このKさんの場合も毎日身体を温めることを続けなければ、また辛い状態に戻ってしまう可能性があります。

五、気を感じる能力は誰にでもある

目がものを見、耳が音を聴くように、気の身体は周囲の様々な気配を感じます。雰囲気がわかる、気分が良い、気が合うなどの言葉で表されるように、人は気を感じる能力を本来持っているのです。

「気が合うなあ」「何となく嫌な気がする」「雰囲気が合わない」など、どなたでも経験したことがあるのではないでしょうか。それが気を感じる能力です。気の感じ方は敏感な方とそうでない方がいるのでなかなかわかりにくく、また、気が合うかどうかは本人の感性や好みの問題で、客観的な判断ではないと考えられている方もいると思います。現代社会では物事を頭で考えて決めようとする方が多く、そういう方の気を感じる能力の多くは眠っているようです。

しかし気を感じるということは潜在的に人間が持っている能力ですので、訓練すればどなたにでも、気をとらえることができるようになります。「気診」は人間の潜在能力をよみがえらせて、気を判断する感覚を養い、気を送る力を培う方法です。

「気診」が身につくと、例えば、身体に合うものと合わないものを区別したり、気の良い場所を調べたり、身体の気の状態の悪いところを探して改善したりすることができるようになります。「気診」によって身体に悪い影響のあるものを見つけ、それを避けるだけでも、身体を健康に保つのには有効です。

次章では、この「気診」についてもう少し詳しくお話ししましょう。

第二章　気診

一、気診とは

前章でお話ししたように、身体のまわりを取り巻く気や、身体の中の気の状態を診る方法を「気診」と言います。気を調べる方法はいくつかありますが、「気診」は兵庫県の整形外科医、小田一先生が考案開発された方法で、身体と身体の内外を流れる気の状態を診て、気の調整を行うものです。

具体的には、胸鎖乳突筋（きょうさにゅうとつきん）という首の筋肉を使って、気の状態が良いか悪いか、ものが身体に合うか合わないか、さらに医学的な診断や漢方薬の適・不適などを調べます。

小田先生は臨床の中で、患者さんが痛みを訴える局所だけを診るのではなく、全身の状態を診て、筋肉の緊張や圧痛部位を調べることによって、東洋医学的な観点から身体の部分と全身のつながりが把握できるようになったと言います。そして、身体の状態から、さらに周囲を取り巻く気の状態を把握できるようになったそうです。

「気診」は訓練すれば誰でもできるようになります。しかし始めのうちは胸鎖乳突筋の反応をとらえることはほとんどできません。決められた周波数にダイヤルを合わせるとラジオが聞こえてくるように、「気診」の気と自分の気を合わせますと、首の筋肉の緊張・弛緩がとらえられるようになります。

訓練の始めは呼吸法です。そしてその後さらに訓練を積みますと、気の異常の原因をつかんだり、それを改善するツボを把握したり、気を送ったりすることができるようになります。

今日《こんにち》、「気診」は食生活を健全に保ち健康を維持するなど、様々な分野で応用することが期待できると考えられています。

二、胸《きょう》鎖《さ》乳《にゅう》突《とつ》筋《きん》検査法

ところでこの胸鎖乳突筋がどこにあるかといいますと、耳の後ろから鎖骨にかけて走っています。首を横に向けると、反対側に浮き出してきますからわかります。この筋肉を、親指と他の指（何本でもつまみやすいように）でつまみ、もう片方の手のひらをセンサーにして気の状態を調べます。

胸鎖乳突筋検査法には二つの大きな反応があります。

① 身体に合わないものを持った時に、胸鎖乳突筋は緊張する

② 気の状態の悪いところに手をかざすと、胸鎖乳突筋は緊張する

この二つの反応を頭の中にインプットしておきます。

この検査法では、身体に悪いもの、合わないものを調べることができます。また気の状

態も調べられます。

　では、検査方法をご説明しましょう。

　まず左右の胸鎖乳突筋の柔らかい方、もしくはつまみやすい方を選び、反対側の手でつまみます。その時、背筋を伸ばして、顔は正面を向き、やや下向きにします。上下や左右を向いたままでは反応がわかりにくくなります。

　始めに手に何も持たない状態で、胸鎖乳突筋が柔らかくなっていることを確認します。もし筋肉が最初から緊張している場合は、身体が緊張しているということですので、胸鎖乳突筋が緊張する変化はわかりにくくなります。そのような時はしばらく深呼吸をして身体を弛め、胸鎖乳突筋が柔らかくなるのを待ちます。

　次に調べるものを手に載せて、胸鎖乳突筋と反対側の親指と他の指で胸鎖乳突筋をつまみます。

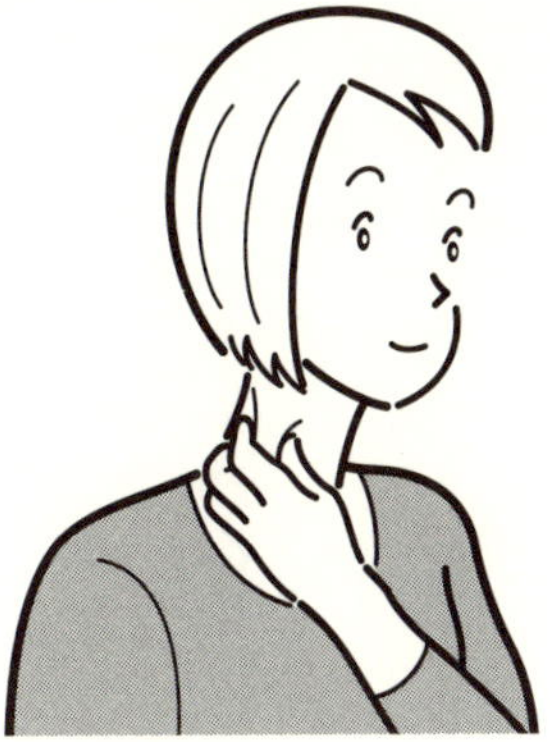

胸鎖乳突筋は、つまみやすい部分を反対側の手の親指とその他の指でつまみます。

頭の中で、「自分の身体に合わない場合は緊張する」ということを意識します。

手に持ったものが身体に合わない場合は胸鎖乳突筋が緊張するのがとらえられます。最初のうちは、少し時間はかかりますが、筋肉が微妙に動くのがわかります。

筋《すじ》のようにピーンと張ってきたり、ゴリッと硬くなったりといった感覚で、ご自分の指で変化をつかめるようになります。

実際には胸鎖乳突筋だけでなく、全身の筋肉が緊張・弛緩しますので、肩や腕の筋肉を触っても変化がわかります。身体に合わないものほど、胸鎖乳突筋ははっきりと硬くなります。

さらに筋肉だけでなく、身体を取り巻く気にも変化が起こります。合わないものを持ちますと、周囲の気は、霞がかかったようになります。周囲の気に手をかざして胸鎖乳突筋をつまむとカチカチに硬くなります。ですから身体に合わないものを知らずに食べ続けていると、気が乱れるだけでなく身体の調子をも崩してしまいます。「気診」の修行を積みますと、その変化をとらえられるようになります。

次に身体の気の状態が悪いところを調べてみましょう。今度は「気の状態が悪いところに手をかざすと、胸鎖乳突筋は緊張する」と意識します。そして身体の調子の悪い周辺に手をかざしますと、胸鎖乳突筋が緊張します。気の状態が悪いところとは、気の流れが悪いところです。例えば、痛みのある箇所、冷えている箇所、筋肉が緊張しているところ、五臓六腑の気がダウンしているところなどです。「気診」では自分の悪いところがわかりますし、他の人の悪いところもわかります。

例えば腰のあたりに手をかざして胸鎖乳突筋が緊張してきたら腰が悪い、膝に手をかざして胸鎖乳突筋が緊張すれば膝が悪いと判断します。何でもないところに手をかざしても、胸鎖乳突筋は変化しません。

三、気診の修行

「気診」は、すぐにできる方もまれにいらっしゃいますが、たいていの方は最初、ほとんどわかりません。特に胸鎖乳突筋が常に緊張している方は、なかなか緊張・弛緩の変化をとらえることができないようです。

「気診」ができるようになる修行の一つとして、「気診」の気に合わせた呼吸法を行います。私たちは坐禅と呼んでいますが、呼吸法によって自分の気を調えることができるので、「気診」の訓練はグループで行う方がうまくいきます。「気診」の気といっても目に見えるものではありませんので、呼吸を合わせる必要があるからです。「気診」のできる人と一緒にいると、気がとらえやすくなります。これを同調すると言います。同調がうまくできると、身体の周囲の気が外に向かって発信を始めます。これを「気診」では身体反応が出ると言います。この状態になることこそ、「気診」ができる最低条件と言えましょう。

「気診」は、言葉で伝わるものではなく、方法を覚えたから誰にでもうまくできるというものでもありません。そして気功の手順を追っても、同じ効果が出せるとは限りません。したがって「気診」の気そのものをつかむことは、人から人への伝播によってのみ伝えられるものと言えるのです。

さらに、頭でばかり考え、知識にとらわれていると、先入観が邪魔をして「気診」はうまくできません。身体の力を抜いて、素直な気持ちで、筋肉の緊張・弛緩をとらえることに集中することが大切です。また物事をあるがままに見ることや、集中力を上げることも大切な修行になります。自分の枠をはずし、今見えているものだけにとらわれず、外側にはもっと広い世界が広がっているという意識で物事を見ることが、「気診」ができるようになるための重要なポイントです。

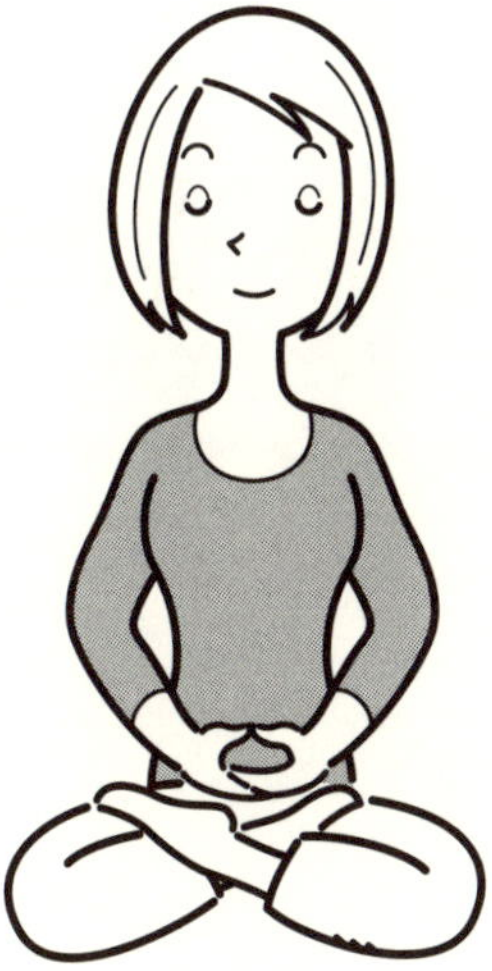

四、身体に合うもの・合わないもの

人間の筋肉は、自分の身体に合うものを手に持ったり、口に入れたりしても本来緊張しません。ところが、身体に合わないものを手にしたり、食べたりしますと全身の筋肉が緊張します。さらに、身体の周囲を取り巻く気にも変化が表れます。身体に合うものの場合は、気はクリアな状態ですが、合わないものを手にした場合は、気がガタガタに乱れてきます。「気診」ではその身体が変化する性質を利用して、気の診断を行います。気がクリアな状態の時は胸鎖乳突筋は柔らかく、気が乱れた状態は硬くとらえられます。

したがって「気診」では手に何か持ち、胸鎖乳突筋の変化を調べ、筋肉が緊張すればそのものは身体に合わないと判断します。すぐに次のものを持ってしまうと、前に持ったものの気が残っている場合があり、わかりにくいので、最初のうちは一旦ものを置いて、呼吸法をして気を調えてから次のものを調べるようにします。その際、自分の胸鎖乳突筋が柔らかい状態に戻ったことを確認してから次のものを調べるのがよいでしょう。慣れてく

身体に合うもの
・筋肉　　　→柔らかい・温かい
・オーラ　　→クリア・なめらか
・胸鎖乳突筋→柔らかい

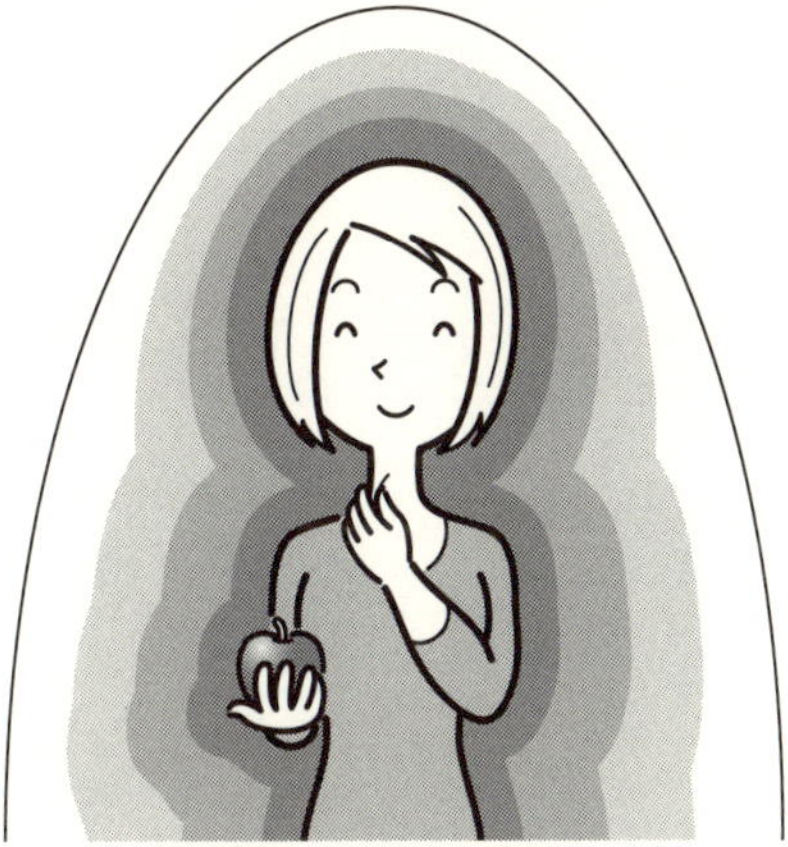

身体に合わないもの
・筋肉　　　→硬い・冷える
・オーラ　　→乱れる
・胸鎖乳突筋→硬い

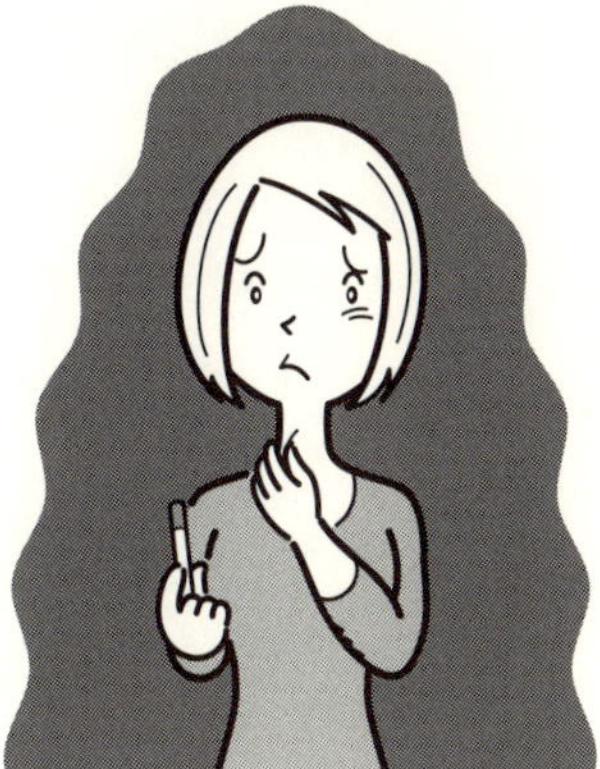

れば次々と調べられるようになります。

例えば、タバコですが、手に持って胸鎖乳突筋をつまんでみますと、ほとんどの方が硬くなります。いかにタバコが身体に悪いかということがわかります。

またサプリメントなども、人によって合うもの、合わないものがありますので、合うか合わないかは調べてから飲むことをお勧めします。どんなにその商品の評判が良くても、自分に合わないものを飲み続けていては身体の調子が悪くなってしまいます

特に身体の調子が悪い方は、身体に合う飲食物やサプリメントが一般的に少なくなります。健康な方はそれほど気にすることではないかもしれませんが、身体の調子の悪い方は特に口に入れるものには気を配ることをお勧めします。気を調えることで体質改善ができてきますと、身体に合うものが増えてきます。

五、気の診断

身体の調子が悪い時、身体が重く感じることがよくあります。それは身体の周囲に雲のように気が取り巻いているからです。「気診」で診ると腰が重く感じれば腰の周囲に、頭が重く感じれば頭のまわりに雲のように気が取り巻いています。それを「気診」では邪気と呼んでいます。

普通、気は目で見えませんし、検査をしても数値には表れません。でも私たちの身体はしっかりとその違和感をとらえています。そして「気診」で診ると異常がわかります。人の全身に手をかざしてみますと、気の異常があるところで、胸鎖乳突筋は硬くなります。ただし修練を積まないと、正確にとらえるのは難しいです。診る側の気が乱れていると、判断を誤ります。自分の気を調えることを「自己調身（ちょうしん）」といい、私たちは毎日、随時この「自己調身」を行っています。

身体の調子の良い方や心が安定している方は、全体の気がとてもクリアです。しかし身体の調子の悪い方や気分が思わしくない方ほど、厚い雲のような気に覆われている場合が多くあります。また、痛いところや冷えているところ、何らかの異常がある方を「気診」で診ますと、胸鎖乳突筋が硬くなるのでわかります。

多くの「気診」の施術者たちは自分に必要な気の情報をとらえて気の診断に役立てています。

私が人を診る場合は、目に見える身体から数十センチ、人によっては一メートルくらい離れた空間を見ています。そのあたりに、胸鎖乳突筋が緊張する空間を探します。それは帯状であったり、球状であったり、身体の周囲すべてを包んでいたりと様々です。そして全身の気の状態を調えることを目的に、以下のようにして気を調べています。

①身体を取り巻く気（オーラ）の状態は？　特に悪い反応の強い部分は？
②風邪《ふうじゃ》の有無
③冷えの有無
④頭から足の先までの筋肉の緊張
⑤身体の左右のバランス
⑥各関節における気の滞り（顎関節、肩関節、股関節など）

⑦身体の中を流れる気血水の状態
　東洋医学的診断
⑧五臓六腑の状態

このようなことを判断材料として、気の状態を診断し、治療に役立てます。最大の原因になっている部位をとらえることができますと、症状の改善が早くなります。

六、気を入れる——気功

「気診」では気の異常を調えるために、施術者が受け手に気を送って気を調え、身体周囲の気を良い状態にします。胸鎖乳突筋でとらえた雲のような気がクリアに晴れるように受け手に気を送ります。そのためには施術者自身の気がクリアになっていなければなりません。

「気診」を受ける人の気の状態を診断し、適応の場所を探し、気を入れていきます。気を入れる場所は、鍼灸でいうツボを使うことが多いです。離れたところからツボに気を送り、身体を取り巻く気全体を調えます。気を入れる時間は短くて、一、二分です。施術者のレベルによって方法や時間は異なりますが、「気診」の場合、受け手と施術者は一緒に気が調いますので、「気診」をすればするほど、施術者の気も上がっていき、元気になっていきます。

気を調える施術方法は様々ありますが、主にまず風邪《ふうじゃ》を取り、その後全体のバランスを調え、最後に症状のあるところに気を入れるという順番で行うのが一般的です。

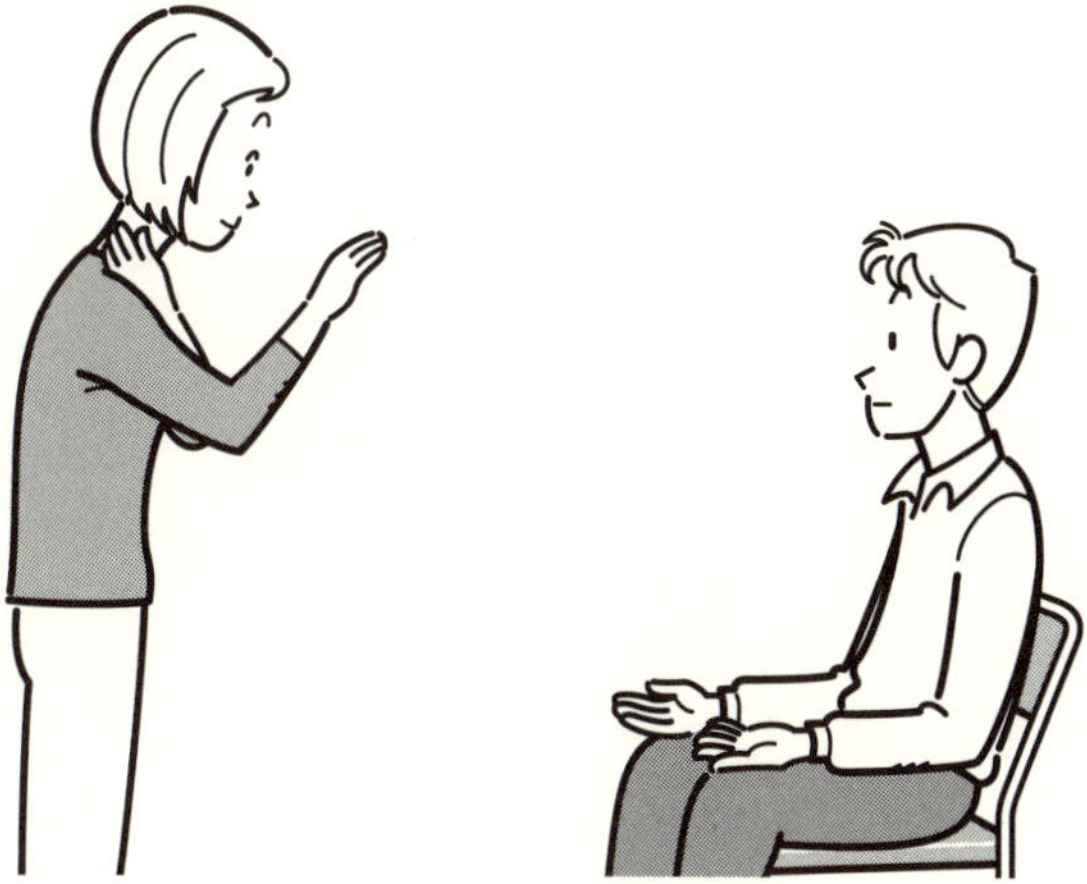

施術者は1〜2メートル離れて受け手の気を診ます。反対側の手のひらをセンサーとしてかざし、胸鎖乳突筋が緊張する部位を探していきます。

七、風邪《ふうじゃ》を取る

第一章で風邪《ふうじゃ》のお話をしました。「気診」ではまず風邪《ふうじゃ》を取ることが大切です。風邪《ふうじゃ》を取ることで、早いうちなら、ちょっと頭が重い、冷える、身体が重い、喉に違和感がある、歯がうくなど身体の異常が改善します。

風邪《ふうじゃ》を「気診」で調べてみますと、どこか具合の悪い人は、周囲の気が雲で覆われ、その人に手をかざすと施術者の胸鎖乳突筋は硬く緊張します。

「気診」を受ける人の風邪《ふうじゃ》を取るには、一般に漢方薬の気《い》を使います。すると身体に合う物であれば筋肉は弛みますので、漢方薬をその人の手の上に載せて合うか合わないかを調べ、合う漢方薬の気を身体を取り巻く気に入れます。

例えば、葛根湯という漢方薬がその人に合えば、手に葛根湯を載せますと雲のように覆っていた気は、さっと晴れるように消えます。施術者が自分の胸鎖乳突筋で調べますと、硬かった筋肉は柔らかくなります。その場合は、葛根湯はその人に合うと判断します。そして、葛根湯の気をその人の気に入れます。ただし季節やその人の状態によって、合う漢方薬は異なります。

入れる場所は、イメージした胃です。軽いカゼならそれだけで改善が見られます。すでに症状が重くなってしまった場合には、何度も繰り返して気を入れます。

身体に合わない漢方薬を手の上に載せますと、身体は緊張し、周囲の気はさらに雲が厚くなり、施術者の胸鎖乳突筋で判定するとカチカチに硬くなっています。実際に受け手の肩などを触ってみますと硬くなりますので、合う・合わないの違いがわかるのです。

八、遠隔気功

時には、具合が悪い方からメールやお電話で、「調子が悪いので気を送ってください」と依頼されることがあります。

その場合、目の前にその方をイメージして気を送ります。

具合の悪い方は、身体の周囲の気がやはり雲で覆われたようになっており、施術者である私の胸鎖乳突筋で判定するとかなり緊張しているのがとらえられます。たいてい風邪《ふうじゃ》が厚く付いているため、風邪《ふうじゃ》を取り除いて、全体のバランスを調えるように気を送ります。

私の場合、目の前にいる方を見るより、遠くにいる人を遠隔で診た方が、全体像はつかみやすいようです。

気に敏感な方は、私が送った直後に気が送られてきたのを感じ、楽になったのがわかると言います。お会いしたことのある方の気はわかりやすいです。一度もお目にかかったことのない方を、写真を見ながら「気診」したこともありますが、その方に「効きました」

と言われた時は、私自身が不思議な気がしました。

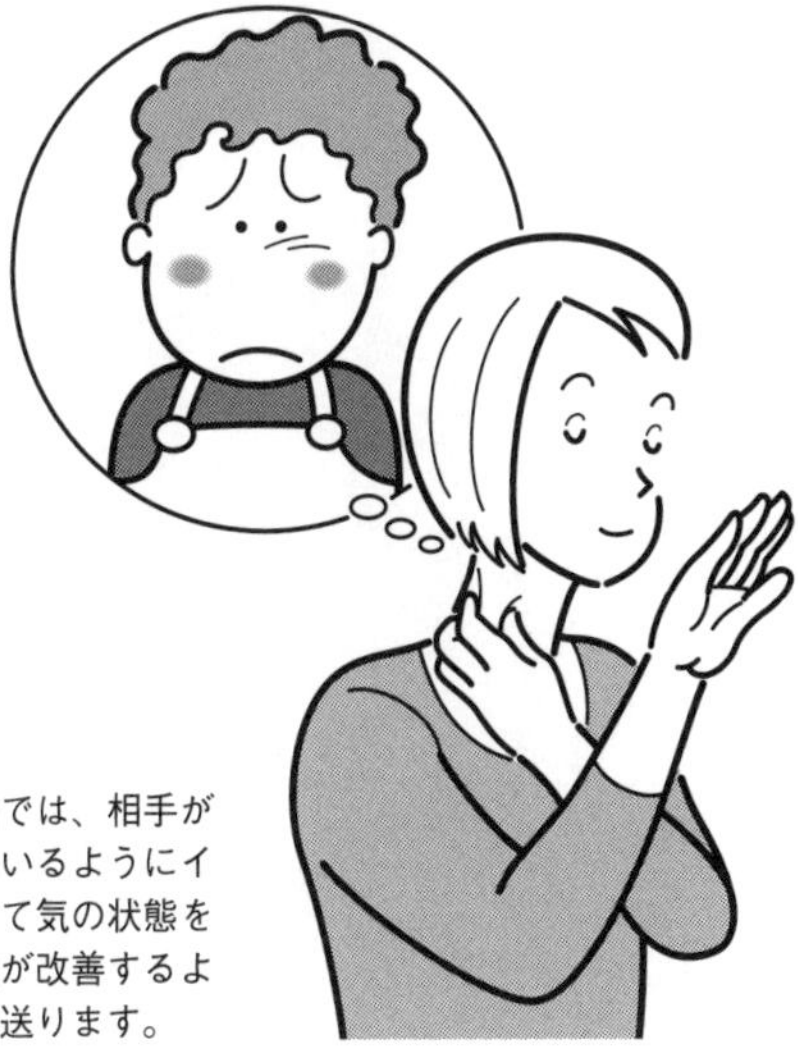

遠隔気功では、相手が目の前にいるようにイメージして気の状態を診て、気が改善するように気を送ります。

九、成長する気

気の修行には終わりがありません。人の身体の周囲を取り巻く気は、心や身体そして精神の成長とともに、日々刻々と変わって精妙になっていきます。気が精妙になればなるほど、「気診」でとらえる範囲は広がり、気功の効果は高いといわれています。ただし精妙になるほど受け手が身体に感じることは少なくなります。施術者と似たような気をお持ちの方が「気診」を受けると、温かいとか気持ちいい、弛むなどの効果を実感されるようです。

自分が持っている気は修練次第でどんどん変わっていきます。そうしますと身体が健康になるだけでなく、心も穏やかになり落ち着きが生まれてきます。それを会得するためには、呼吸法の他に身体を温めたり、感性を磨いたり、こだわりやとらわれを減らしたり、物事をそのまま見る能力を養ったり、様々な修行を積むことが必要です。そうすることで身体を取り巻く気は変わっていくのです。

そばにいると何となく気持ちいい方の気は、とてもクリアかつ精妙です。そのような方は物事をこだわりなく受け入れられる人です。反対にオーラが広くても固定観念にとらわれている方のそばにいると息苦しい感じを受けます。イライラしている方の気は、そばにいると身体が痛いと感じます。いつも愚痴ばかりこぼしている人の気は縮んでいて、こちらの気まで奪われるように感じます。

このように、身体を取り巻く気というものは、身体の状態だけでなく、心や気持ち、さらにはものの考え方やとらえ方が反映され、周囲のあらゆるものや人と影響し合って存在しています。

第三章　元気になる法

気診を受けて身体を取り巻く気をクリアな状態にしても、ご自身の生活習慣が変わらなければ元に戻ってしまいます。そこで気と身体が元気でいるための方法をこの章でご紹介しましょう。この中からご自分に合ったものを日常の中で取り入れてみてください。それを続けていきますと、気と身体の変化をご自分で感じるようになり、少し具合が悪くなっても、早いうちに改善できるようになります。

大事なのは少しずつでも毎日続けるということです。

一、絶対やってほしい三つのこと

①深い呼吸をしよう　―どこでも座禅―

私たちが生きていく上で絶対不可欠なものの一つに空気があります。最近、呼吸の浅い人がとても増えているといいます。身体の中に取り入れる空気の量が少なければ、身体の隅々にまで酸素が行き渡りません。

意識して深い呼吸を始めますと、手足が温かくなってきて筋肉も弛んでくるのがわかります。人によっては身体の中に気が流れるのを感じられるようになるでしょう。

「座禅」と聞くとお寺に行ってきちんと座らないといけないと思いがちですが、いつでもどこでも呼吸に意識を集中させるだけでも一種の座禅と言えるでしょう。座禅に精通したお坊さんには怒られてしまいますが、電車の中で座っていても立っていても、夜、横になった時でもいいですから、意識して深い呼吸をしてみましょう。

呼吸は自律神経でコントロールされていますので、普通は意識しなくても止まることはありません。しかし呼吸の深さや速さについては、ご自分で調整することができます。呼吸を調えることは自律神経のバランスを調えることになります。ゆっくりとした深い呼吸をすることで副交感神経が優位になってリラックスした状態になることができます。

なかなか寝付けない方も、お布団の上で、ゆったりとした深い呼吸を試してみてください。身体が温かくなって次第に眠くなるはずです。

嫌なことがあって頭に来た時も深い呼吸をして呼吸を調えてみてください。少し気持ちが落ち着いてくると思います。何も考えず、ただただ自分の呼吸だけに集中するのです。一日十五分、意識して呼吸してみましょう。時間が取れない方は三回に分けて行っても結構です。呼吸法を続けていきますと、とても気持ちのよい状態を体感できます。私も実際にやっていて、まるで自分の身体の存在がなくなったような、空間に溶け込んだようなとても気持ちのよい状態になることがあります。そのままずっと座っていたい気分です。その後、身体がとても軽く、元気になれます。

呼吸法については色々な本に様々な方法が出ています。最初は複雑な方法にとらわれず、身体を空気袋のように思って、鼻で吸って口で吐くことを繰り返してみましょう。続けていきますとだんだん深く長い呼吸ができるようになります。

少し慣れてきましたら、腹筋を使った腹式呼吸や逆腹式呼吸にトライしてみましょう。腹式呼吸は、吸う息によってお腹が出て、吐く息によってお腹がへこむような呼吸法を言います。横隔膜が収縮する時に下がり、お腹が圧迫されて前方へ膨らみます。逆腹式呼吸は、これとは反対に吐く時にお腹を膨らませ、吸う時にお腹がへこみます。

さらに余裕ができましたらイメージをしてみましょう。吸う時は足の底から大地のエネルギーを吸い上げて頭の上に出していき、吐く時は頭の上の天の気を頂いて、また足の底から出すイメージです。実際には鼻から吸って口から吐きます。手足の先まで気が流れ、身体がとても温かく元気になれます。

②温める！

身体の調子が悪い方の多くはとても冷えています。私が手をかざすと、冷蔵庫の中に手を入れたように、身体は冷たい気で取り囲まれています。自分の冷えに気づいていない方が多く、実際に温めてご自分の身体が冷えていることに初めて気づく方もいらっしゃいます。温めると気持ちいいということは、その部分が冷えているということです。

クーラーの影響や、冷たい食べ物、飲み物の影響が大きいでしょう。長年、冷えに慣れてしまった身体を正常な状態にまで温めるには、かなり長期間かかります。夏場は温めることを控えてしまいがちですが、夏の方が冷える原因が多くあります。クーラーはどこでもかかっていますし、飲み物もつい冷たいものがほしくなります。電車の中では上から容赦なく冷たい風がやってきますので、ずっと乗っていますと、徐々に身体がしびれてきます。電車を降りると、硬くなった筋肉がピキピキと音を立て、風が当たっていた関節には痛みを感じます。この冷気は何とかならないかなと思いますが、満員電車では逃げ場もありません。できるだけ、直接風が当たらないところにいるか、電車に乗る時は一枚羽織るとか、首に何かを巻くことをお勧めします。そして身体を冷やしたなと思ったら、家に帰ってからよくお風呂などで温めてください。

また部分的に温める場所は、肩や背中、首など上半身に症状のある方は、鎖骨と鎖骨の間からみぞおちにかけて温めることをお勧めします。しばらく続けていますと、背中に熱が通っていくのがわかります。さらに続けますと、背中全体から腕の方に熱が広がっていくのがわかります。

お腹や、足腰など下半身に症状がある方は、おへそから下腹部、股関節を温めることをお勧めします。続けていますと、足の先まで温かくなってきます。

また温め始めますと、痰や鼻水などが多く出てくる場合があります。温かい水分を少し多めに取って、どんどん出すように心がけてください。

事例1

二十代ＯＬのＫさんは、顎が痛くて口が開けられなくなって来院されました。顎関節症です。気を拝見するとかなり冷えていらっしゃいます。冷えると筋肉が緊張してあちこちの動きが悪くなります。

そこでまずは身体の前側の中心ラインを毎日、お家で温めて頂きました。鎖骨の間、胸、みぞおち、おへそ、下腹部を少しずつ気持ちいいなと感じる程度に温めるようにお願いしました。

シャワーだけの生活をやめ、お風呂でゆっくり温まることもお願いしました。また冷たい飲み物を取ることも極力控えて頂くことにしました。すぐに改善が見られ、一ヶ月ほどで顎関節症の症状は完全に改善しました。

また歯がしみる、知覚過敏症が治りにくい方も、冷えている方が多いので身体を温めていきますと症状が緩和されてきます。

事例2

M君は小学校四年生です。具合が悪くて、気持ちも悪くご飯が食べられなくなりました。気を診ると、首に異常な反応があります。肉眼でも首の周囲の皮膚が黒っぽくなっていることをお母さんにも確認してもらいました。

彼の場合は、冷えと浅い呼吸、そして口呼吸が見られましたので、左右の鎖骨の間をカイロで温めて頂き、口を閉じ、鼻で息を吸うようにお願いしました。M君は徐々に改善し、ご飯が食べられるようになりました。三ヶ月ほど過ぎて見せて頂くと、首の色も肌色に戻っていました。
ちょうどお兄ちゃんの受験があって、そのストレスも重なったようです。

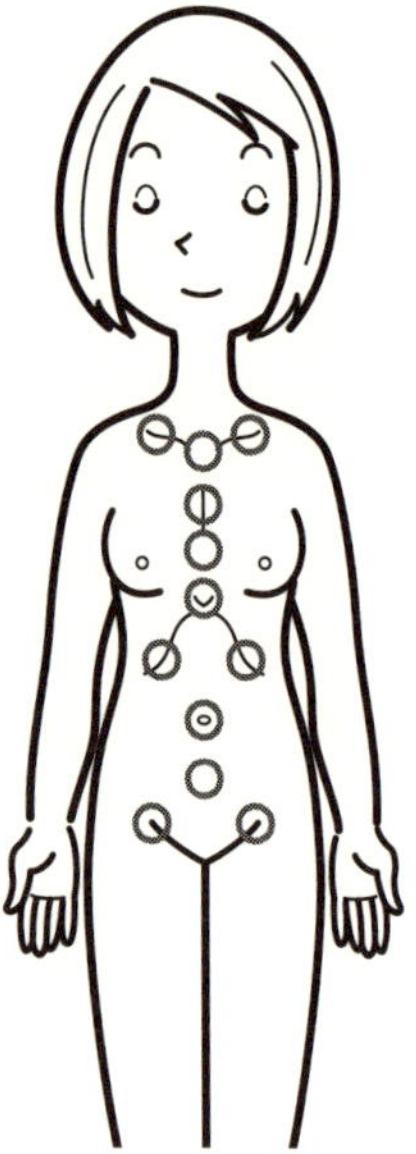
温めると気持ちよい場所を探して、少しずつ温めます。

③嚙みしめない

ストレスが多いせいでしょうか、歯をくいしばったり、嚙みしめたりしている方を多く見かけます。夜、歯ぎしりをする方も多く、眠ったのに疲れが取れない、朝が辛いという方もいらっしゃいます。歯を診ますと、咬耗《こうもう》といって歯の先端部分や奥歯の嚙む面が磨り減っています。本来、歯と歯はものを嚙む時以外当たっていません。上の歯と下の歯は、物を噛んだ瞬間以外、安静位空隙といって二、三ミリあいているのが正常な状態です。しかし歯と歯はいつも当たっているものだと思っている方も多く、昼間も気づかないうちに噛みしめている方がいらっしゃいます。

口を開けているな！と怒られた、そんな憶えがある方もいらっしゃると思います。それは唇を閉じていなさい、という意味で、お口の中の上の歯と下の歯は噛み合っていてはいけないのです。ところがお年を召した方は、戦中に「歯をくいしばれ！」と習ったとおっしゃいます。その時の記憶が身体に残っているようです。しかしそういう方の気を診ますと、全身の筋肉に緊張が見られます。そのため、身体は冷える、眠れない、頭痛がするなどの不定愁訴が出てきます。

また歯をくいしばっていると、顎の周囲の筋肉が緊張した状態になっていますから、顎関節症を引き起こしたり、歯にかなりの力が加わるために歯周病を悪化させます。さらに唾液の出も悪くなりますので、虫歯にもなりやすくなります。知覚過敏も噛みしめや歯ぎしりの影響が大きいといわれています。

最近は小さなお子さんの噛みしめも目につきます。そういう子供たちは顎から首にかけて皮膚が黒っぽくなっており、その周囲に気があまり流れていません。そんな小さなお子さんでもストレスをかかえているのかと危惧しています。大きな声で騒いだり、笑ったり泣いたり、本来の子供らしさを発揮できないせいかもしれません。大人しくて親の言うとおりのいい子であることだけを求められていますと、ストレスが身体にたまってしまうのではないでしょうか？

ストレスなどによってある時期、噛みしめることを続けていますと、筋肉が緊張したままになってしまい、ストレスがなくなっても噛みしめは続いてしまうのではないかと私は考えています。そこで、噛みしめている状態を改善する必要があります。

噛みしめ・歯ぎしり、くいしばりの改善には、まず「噛みしめない」と意識することが大切です。身体に、噛みしめていない状態が本来の身体の状態であることを意識させてあげます。そこで噛みしめているなと気づいた時に、口を開けて力を抜きます。すると次第に身体が噛みしめていない状態に慣れてきます。ストレスを感じた時や、疲れがたまった時は気づかないうちに噛みしめている可能性がありますので、注意してください。

次にご紹介する「顎ゆるマッサージ」をしてみてください。温めることと一緒に行いますと、より効果的です。そして昼間、噛みしめないように気をつけていきますと、夜、寝ている間の噛みしめや歯ぎしりも徐々に減っていきます。患者さんに、「歯と歯を当てないと口が開いてしまうよ」と言われましたが、顎ゆるマッサージを続けて頂くと、上下の歯と歯が離れていても、唇を閉じていることができるようになります。

二、噛みしめ改善！　顎ゆるマッサージ

「顎や首にシワや黒っぽさがあるのはなぜなんだろう？」

私は東洋医学を勉強して、それはその部分の血流の悪さから起こると考えました。歯と歯を噛みしめている方に多く見られ、歯や顎だけでなく、様々な身体の不調がありました。東洋医学でいう気の巡りの悪さが原因です。

そこでその滞りを改善するために考えついたのが「顎ゆるマッサージ」です。顎ゆるマッサージをすると、顎まわりだけでなく、身体も温かくなって軽くなっていきます。

＝まずはウォーミングアップ＝
顎ゆるマッサージの前にちょっと身体の力を抜いてみましょう。
①肩の力を抜く
肩に力が入っていませんか？　まずは肩を上げてストンと下げる。何回か繰り返し

てみてください。

②顎を引く

意外に多いのが、顎が上がっている人です。顎が上がっていると首の後ろが詰まってしまい、肩や首も凝ります。ほんの少し顎を引いてみましょう。頭のてっぺんが天井を向くようになり、立っている姿勢が、足の裏から頭のラインまですっと伸びて呼吸もしやすくなります。

③口元を弛める

歯と歯が当たっているだけで身体に力が入ってしまいます。まずは口元を少し弛めてみましょう。少し微笑んでみてください。ふっと力が抜けると思います。

歯と歯を離すと口が開いてしまうかもしれませんが、最初はそれでも結構です。顎ゆるマッサージを続けると、歯と歯を離しても口を閉じられるようになります。

これで顎ゆるマッサージをする準備が整いました。顎ゆるマッサージは五種類、一種類一分ずつ一セット五分で完了です。一日二、三回するとよいでしょう。

《顎ゆるマッサージ》

①頭のリフトアップ

体調が悪くなってくると、何かが身体に覆いかぶさってくるような重だるさを感じます。それに対抗するように頭の皮を上に引っ張り上げます。顔のしわやたるみ防止にもつながります。それに身体の皮膚はすべてつながっているので、全身を引っ張り上げるようになります。身体全体が伸びる感じがしてとても気持ちがよいです。

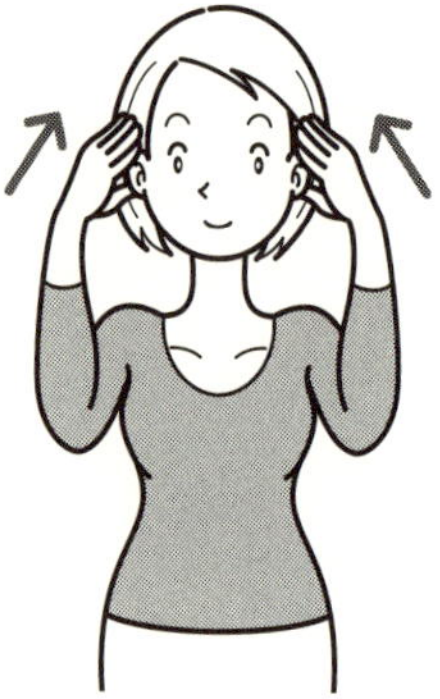

耳の上の頭皮を親指以外の三、四本の指で掴みグイっと上に持ち上げます。そのまま十秒キープします。十秒たったら離します。それを五回行います。

②鼻下ストレッチ

鼻の下が短くて詰まったようになっていることに気づいたのは、呼吸が浅い患者さんを診ていた時でした。鼻ではなく口呼吸をしていることから調子が悪くなっていました。そんな患者さんを望診（東洋医学の診断法の一つ）すると、鼻の下が短いことに気づきました。そこで唇を巻き込んで鼻の下を伸ばすと徐々に唇が閉じられるようになりました。さらに鼻下ストレッチは手足への気の流れを良くすることに気づきました。手のひらを見ながら鼻下ストレッチをやってみてください。手のひらの色が変化したり、手のひらにじわーっとした感覚を感じることができます。つまり手の先の血の巡りが良くなっているということです。このストレッチは東洋医学でいう気血水の巡りを良くします。

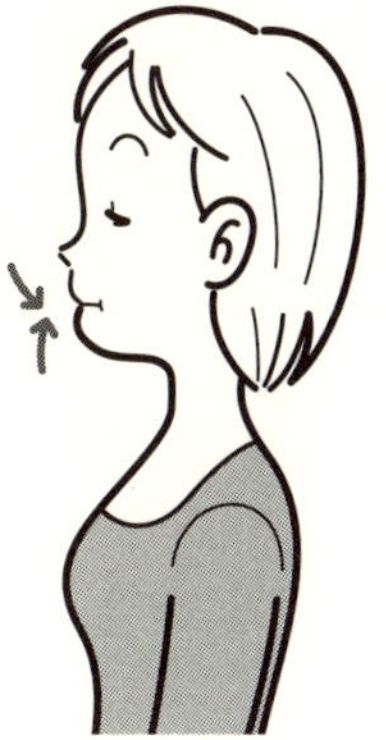

上下の唇を歯と歯の間に巻き込んで鼻の下・顔面を縦方向に伸ばします。

そのまま鼻で息を吸って、弛めて息を吐きます。

息を吸う時に、十秒くらい（無理をしない程度に）数えます。それを五回繰り返します。

③顎マッサージ

臨床の中で下顎の先が黒っぽい方や、顎の先に梅干しが付いているようになっている方を拝見しました。そういう方は噛みしめていて、顎周辺の気の流れが悪くなっています。

そこで顎先を揉んで頂きます。しばらくすると、滞っていた気が巡るようになり、皮膚の色が肌色になったり、梅干しのようなものが消えたりしていきます。顎が弛んでくると身体の緊張も取れてきます。特に首や肩まわりの緊張が取れてくることを実感できます。

さらに、顎の下には「顎下腺（がっかせん）」という唾液腺があるので、そのあたりを刺激することで唾液の出が良くなります。唾液の出が良くなれば、お口の中の自浄作用が働き、虫歯や歯周病の予防にも効果があります。また唾液が出にくく口の乾燥が気になる方にもおすすめです。さらに唾液には免疫力を上げる働きもありますので、お口の中のみならず身体全体に良い影響を及ぼします。

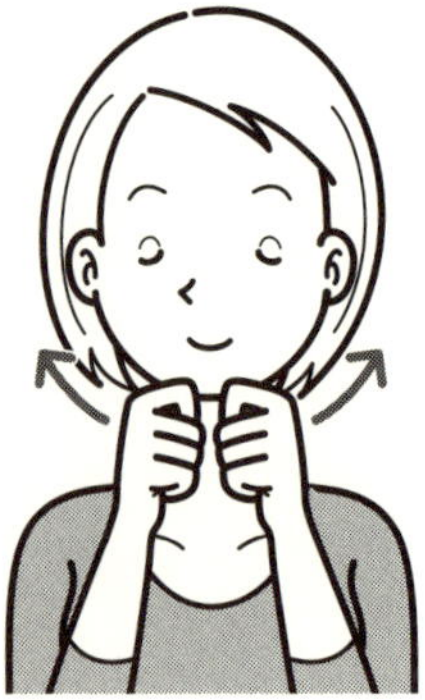

下顎の先を両手または片手でつまみます。少しイタ気持ちよいくらいの強さで一分くらいもみます。顎の先だけでもよいですし、耳の下あたりまで揉んで頂いてもよいです。この時、上下の歯と歯は離しておいてください。

（Eさんのおはなし）

Eさんは十年もの間、頭痛で朝起きるような状態でした。噛みしめが強く夜中も噛みしめて寝ていました。顎先は硬く黒っぽくなっていました。そこで毎日顎マッサージをして頂きました。お仕事しながらなど片手でずっと揉んでいたそうです。三ヶ月ほど経つと、顎の先の色が肌色に変わり、硬かった顎先がすっかり柔らかくなりました。そうして朝頭痛で起きることもなくなり、日々が快適になったそうです。

④鎖骨下マッサージ

首から上が弛んだら今度は身体を弛めていきます。首から上が弛まないと身体が弛まないので、上から順番に行っていきます。

まずは鎖骨下のマッサージです。

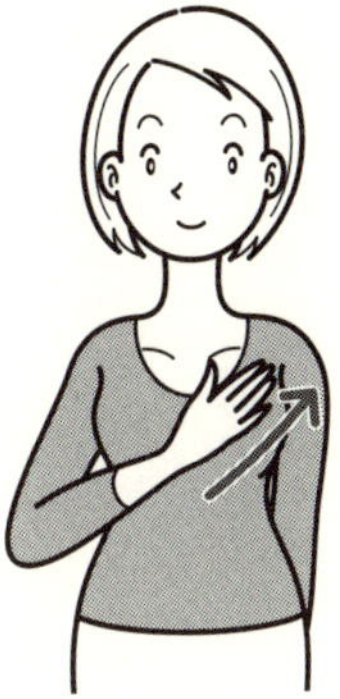

疲れてくると、前かがみになって鎖骨が閉じてきます。鎖骨の下を中心から肩先に向かって流していきます。鎖骨の下には、腎・胃・肺のツボがあります。

このあたりの気が滞っている方はマッサージをするととても痛いですが、しばらく続けると楽になっていきます。鎖骨が開くと、丸まっていた肩も弛むので背中側が楽になります。

鎖骨の下二、三センチのところを三本の指で内側から外に向かってさすり上げます。左右三十回ずつ行います。

⑤ソケイ部マッサージ

座っている時間が長くなっているからでしょうか？　多くの方が股関節のあたりで気が滞っています。そのため気が流れず、足先が冷えています。最後は足の付け根をマッサージするソケイ部マッサージです。足の付け根の内側には腎、肝、脾のツボがあります。特に腎は東洋医学で老化に関わっているといわれています。腎のエネルギーを落とさないことが、元気でいる秘訣です。

足の付け根を、外から内に、内から外にさするようにマッサージします。左右同時に一分間さすります。

毎日コツコツ続けることで噛みしめが改善して、全身の気の流れが良くなります。身体が温かく軽くなることを実感できるでしょう。

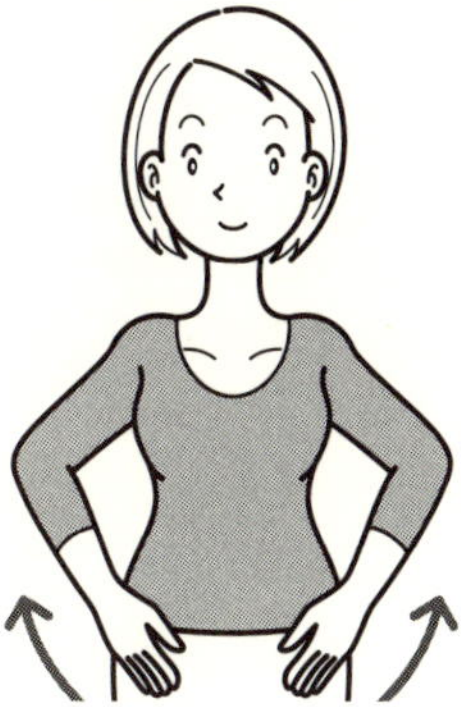

三、その他おすすめ養生法

①歩く！

足の方の気が充実していない方も多く見かけます。足の冷えを感じたり、足元がしっかりしていなかったりしてきます。また頭の方に気が上がってしまいますので、頭がぼやっとする場合もあります。

その改善には歩くことが一番良いと思われます。歩くことは全身運動といわれますが、歩くことで気が全体にバランス良く巡るようです。また足の裏は身体全体を表し、足の裏全体を使うことが身体全体の気に影響します。

しばらく運動不足だった私は、頭に重みを感じ始めていました。頭の働きも悪くなってきたように感じ、どうにかしなくてはと思い、駅から職場までの二十分近くを歩くようにしたところ、頭の重みが徐々に取れてきて、すっきりし始めました。歩くことで、気がきちんと上下に動き始めたのです。ふくらはぎや、足の裏をしっかり使うことは気の流れにとっても、とても大切なことです。

歩く時間がない日には、スクワットをお勧めしています。向こう脛に前脛骨筋（ぜんけいこつきん）とい

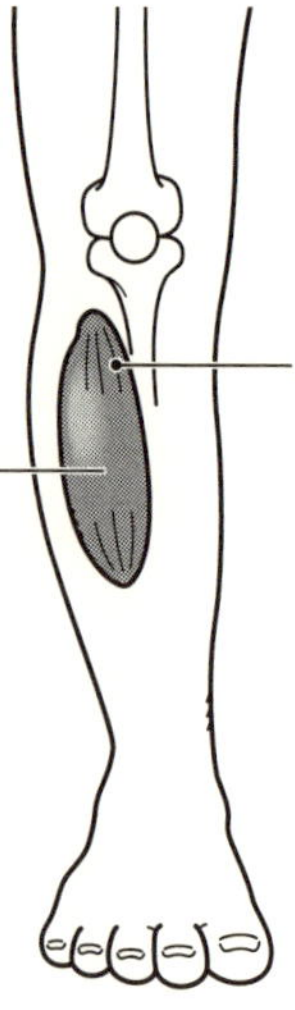

う筋肉があります。その筋肉上に、昔、芭蕉がお灸を据えながら歩いたという、胃経の足三里（あしさんり）というツボがあります。その筋肉に気が流れ始めますと、体全体の調子が上向きになり地に足がしっかりついてきます。歩くこともスクワットも膝下の筋肉の気の流れを改善します。スクワットは一、二回から一回ずつ増やしていけば無理はないかと思います。

②首を守る

身体全体の気を見ている時、首のあたりに気の異常反応がある方が多いことに気づきました。首のまわりにシワができ、まるで首輪をはめられて締め付けられているような状態になっています。子供たちの中にも首が黒く細くなってまるで締め付けられているようなお子さんを見かけます。首は頭と身体をつなぐ重要な場所です。その部分が締められていますと、頭の方へ行く気の流れが阻害されてしまいます。

Dさんは、噛み合わせが悪くて来院されました。ほとんどの歯に冠が入っています。首を見ますと顎の下の縦ジワがよじれています。その場合、顎に左右のズレがあると考えられます。また首の色も黒っぽく、細くなって締め付けられ、横のシワもあります。Dさんには噛み合わせを少しずつ調整しながら、呼吸法をすること、身体を温めること、顎マッサージなどをお願いしました。乳癌の術後でもありましたので、最初の三ヶ月ほどは、なかなか気が安定せず、良くなったり、調子を崩したりしていらっしゃいましたが、三ヶ月を過ぎる頃から、気の状態が安定してきました。全く波がないわけではないのですが、少しおかしいなと思うと、首にスカーフを巻いて、一生懸命温めて、よく休むようにされて、ご自身で調整ができるようになりました。いつも色々なことをちゃんと試してくださり、それが改善につながることを私も一緒に喜んでいます。身体が望んでいることをすることで、身体はきちんと改善していきます。それは辛いことではなく、身体が本当に気持ちい

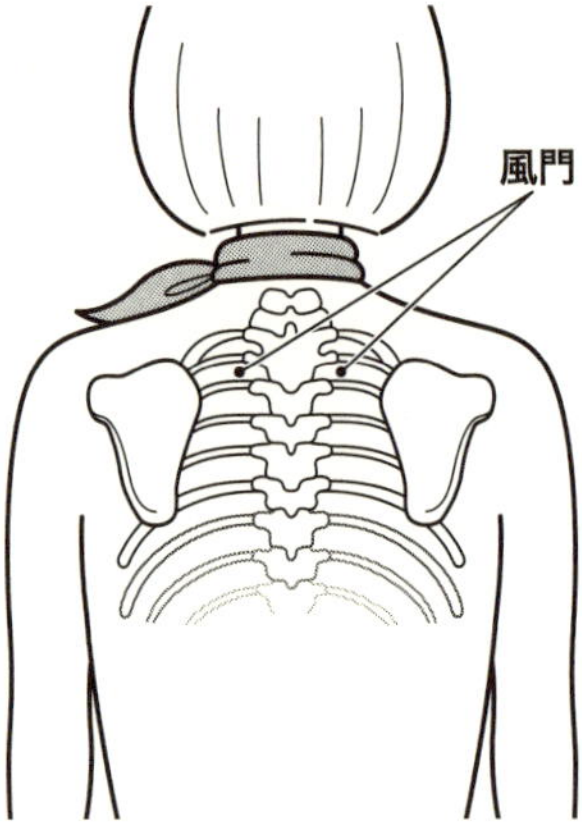

いと感じることですので続けることができます。

一年ほど経ちますと、Dさんは見違えるように調子が良くなりました。肌の色は白くなりツヤも出て、首のシワも薄くなり、さらには花粉症の症状も改善し、手のむくみも改善が見られたと喜んでいらっしゃいました。Dさんの努力の賜物だと思っています。このように身体は全体で良くなっていきます。


首はネックといわれるように、重要な場所です。東洋医学でもカゼは風門という首の後ろのツボから入るといわれています。夜、お休みになる時、薄いスカーフを巻いたり、クーラーの入っているところでは首を守ることをお勧めします。

また首の周囲の気は喉の状態が反映されています。よくうがいをする、首をさする、鎖骨あたりを温めたりマッサージしたりすることも効果があります。

③締め付けない

腰が痛くなったスタッフのUさんが私に相談に見えました。今まで見たことのないような気の状態です。身体の上半身の気はきれいなのに、ウエストから下がガタガタと乱れた気になっています。「何かしましたか?」と尋ねますと、Uさんには思い当たることがありました。ウエストを細くするために、ベルトで強く締めていたのです。そのことが腰痛と関わるとは思ってもみなかったそうですが、どう見てもそれ以外の理由は考えられません。体を締め付ける下着は、着けている時はきれいに見えるかもしれませんが、気の流れを阻害して、のちのち身体に悪影響を及ぼすキケンがあります。締めるのはほどほどに、また短い時間にするようにされた方がいいです。ブラジャーも胸を締め付けるため、呼吸を浅くし、気の流れも悪くなりますので、きつ過ぎないこと、家に帰ったらできるだけはずすことをお勧めします。

また手首や足首には身体全体につながるたくさんのツボがあります。足首を締め付けますとやはり、気の流れが阻害されます。靴下についても、できるだけ締め付けないものを選びましょう。

腰が痛い時は、腰のまわりに雲のようなものが取り巻いています。

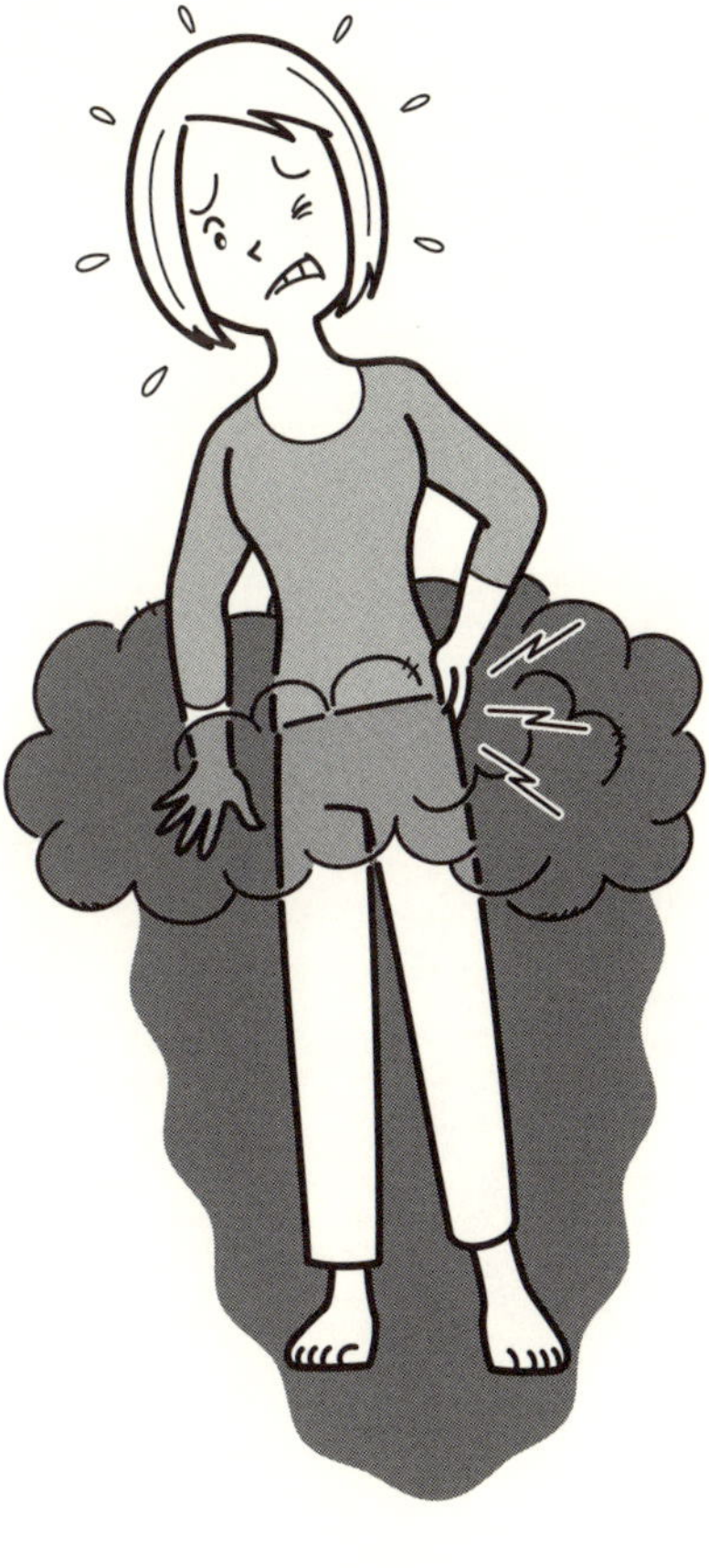

④食事からエネルギーを頂く

気と身体は、呼吸と飲食物からエネルギーを得ています。エネルギーのない食事では身体はうまく働かなくなります。

エネルギーのある食材は、新鮮な季節のものです。旬のものはやはり一番エネルギーがあります。

第二章で、身体に合うものと合わないものがあり、合わないものを食べ続けていますと、具合が悪くなってしまうことをお話ししました。

気の世界では食事は気のエネルギーを身体に取り入れると考えます。ですからエネルギーの豊富な食事を頂くことが身体のエネルギーを作ることにつながります。エネルギーの少ないものばかり食べていますと、身体を流れる気は少なくなって元気がなくなってしまいます。元気がなくなれば病気になりやすい身体になってしまうわけです。

そこで、食べ物については次のことをお勧めします。

①　身体に合うものを食べる
②　新鮮な素材を食べる
③　季節のものを食べる
④　地のものを食べる
⑤　作り立てを食べる

身体に合うものは人それぞれです。またその時の身体の状態によっても変わります。身体が敏感になってくれば、自分に合うか合わないかを感じることができるようになります。新鮮なものや、季節のものは、エネルギーがあふれています。地のものは身体に合いやすいと言われています。作ってから時間が経ちますと、物は酸化してきますからなるべく避けて作りたてを召し上がるといいでしょう。

また添加物や農薬なども気の身体には悪影響を及ぼします。添加物が入ったものを手に持ってみましょう。身体が硬くなるようなら身体にとって良くありません。できるだけ添加物のないものを食べることをお勧めします。

⑤サプリメントは自分に合うものを！

Sさんはサプリメントが大好きです。一日十種類以上のサプリメントを服用していました。最近の野菜は栄養素が少ないというのがその理由です。必要な栄養素をできるだけサプリメントで取ろうとしていました。

でもどうみても顔色は悪く、元気な様子は見られません。そこで一度服用しているサプリメントを持ってきて頂き調べることにしました。身体に合うものであれば、Sさんの身体は弛み、合わないものであれば緊張しますよと説明して、試してみました。

二十種類近くのサプリメントをお持ちになりましたが、一つひとつ気診で診てみますと身体に合ったものは五種類ほどでした。身体が良くなるどころか、これでは悪くなってしまいます。

小田先生のところで見学している時も、ある患者さんが、何度か通われているのに、気の状態が元に戻ってしまい、なぜだろうと思っていました。すると先生が「何か合わないものを取っているな」とおっしゃいました。後で伺ってみますと、「合わない健康食品か何かだろう」とのことでした。

毎日飲んでいるものは、飲まないと不安になるかもしれません。しかし、かえって身体を悪くしてしまう場合がありますので、身体にとって本当に合うものを適量、飲まれることをお勧めします。また微量でよいものを大量に取ることは、悪影響を及ぼす場合もありますのでご注意ください。

⑥乾燥注意

最近の住まいはよくできており、二十四時間換気されています。カビなどがはえにくく、とても良いと思うのですが、野菜などを放置しておきますと、短時間ですっかり干からびています。

人間の身体は七十パーセント以上が、水分といわれています。身体の中の水分は血液やリンパ液などです。身体の中の水分が、酸素や栄養素を運搬したり、老廃物を身体の外に排出したり、体温を調節するなど重要な役割をしています。身体の水分が必要以上に奪われますと、身体の働きが悪くなります。

赤ちゃんの頃は、身体の水分の割合が高く肌はつやつや、潤いとハリがありますが、年を取るにしたがって、徐々にその割合が減ってシワがよってきます。老化とともに身体の水分が減っていきます。

乾燥を防ぐには、温かいもの、冷たいものをバランス良くこまめに補給すること、ただし身体が冷えていますと水分が巡りませんので、身体を温めながら水分を取ることが大切です。クーラーや暖房の風、扇風機の風も直接当たりますと、水分を奪われますのでご注意ください。また温め過ぎも身体の乾燥を招きますので適度に行うのが肝心です。

口呼吸も乾燥を招きます。口をぽかんと開けている子供たちが目立ちます。

本来、人間は鼻で呼吸します。鼻呼吸では、吸い込んだ空気に含まれる、ほこりや細菌などを鼻で吸着します。また冷たく乾いた空気も鼻腔で温められ、加湿されてから喉や肺にたどりつくことができます。

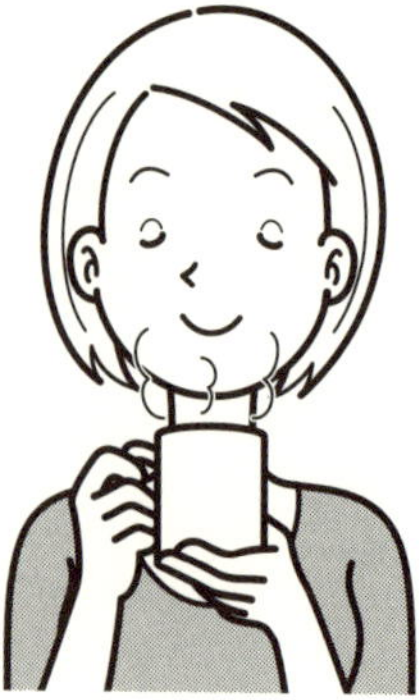

ところが口呼吸では、吸い込んだ空気がダイレクトに喉へ入ります。そのため、口の中や喉が乾燥し、細菌が侵入しやすくなり、風邪を引きやす

くなります。また口が渇くと唾液による自浄作用が働かず、歯周病や虫歯、口臭の原因になります。

また口呼吸は免疫力低下とも関わっているといわれています。アトピーやぜんそく、花粉症の原因になっているとも考えられています。

私は首の周囲の皮膚の黒さに注目しています。大人でも黒っぽい方が多いのですが、子供たちの首が黒く、細く締まっていることを心配しています。また、おでこも黒っぽくなっています。まだ理由がはっきりわかりませんが、口呼吸や浅い呼吸と関係があるのではないかと考えています。

口呼吸を改善するには、鼻で呼吸することをきちんと意識すること、それから顎ゆるマッサージの二番目、唇を巻き込んで、鼻の下を伸ばすようにすることをお勧めします。お子さんの場合は、そばにいる方が、時々「お鼻で呼吸して」とおっしゃってあげてください。

また、お茶や紅茶、コーヒーなど、温かい飲み物を飲む時に、香りをかいでみましょう。香りをかぐことで鼻が本来の働きをすることと、湯気で加湿されることが期待できます。

⑦身体のストレッチ

ここまできますと、身体がだんだん気持ちいいと感じられるようになります。そして身体がどうしてほしいかわかってきて、自然に身体を伸ばしたくなったりします。これはだんだんと身体が本来の状態を取り戻してきたということです。

まずは手足を伸ばしてみましょう。そして身体の脇を左右とも伸ばします。首も前後左右に伸ばします。女性の方は化粧水をつける時に一緒に伸ばすといいですね。お仕事の合間やちょっと疲れた時にも、試してみてください。ただ身体が冷えていますと、かえって痛くなることもありますので、冷えているなと感じる時は、温めてからトライしましょう。

胸を広げることも大切です。肩を後ろに引いて、肩甲骨を寄せてみます。前もって、胸の間を温めてからしますと、より効果的です。

足については股関節のストレッチである真向法（まっこうほう）がおすすめです。伸ばすことで、皮膚も伸び、身体の表面の気の流れがとてもよくなります。

真向法

真向法は自然治癒力を高める健康体操です。

この体操はゆがんだ身体を矯正して正しい姿勢を作ることを目的とし、ストレッチで筋肉を伸ばし股関節より大きく身体を動かすことで体液の循環を促進することを一つのねらいとしています。

なぜなら、健康を維持し、増進するためには血液の循環を良くして新陳代謝を活発にし、身体の細胞を活性化しておくことが非常に重要なことだからです。

真向法体操は四つの体操で構成されています。四つの体操は図のようにいずれも座ってする体操で、両足の表、裏、左、右の筋肉を鍛え、姿勢を調える体操です。詳しくは真向法協会のホームページをご覧になることをお勧めします。

（真向法協会資料より）

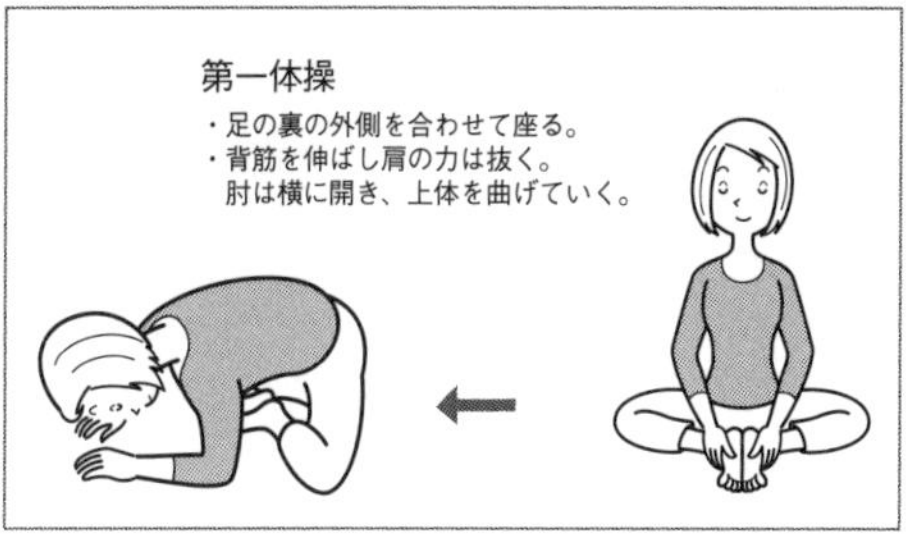
第一体操
・足の裏の外側を合わせて座る。
・背筋を伸ばし肩の力は抜く。
肘は横に開き、上体を曲げていく。

第二体操

・両脚を伸ばして座る。
腰を立て背筋を伸ばし
足首は約70度ぐらい返らせる。
・足首を70度に返したまま、
息を吐きながら
上体を曲げていく。
曲げる時は
身を乗り出すような感じで
股関節から曲げる。

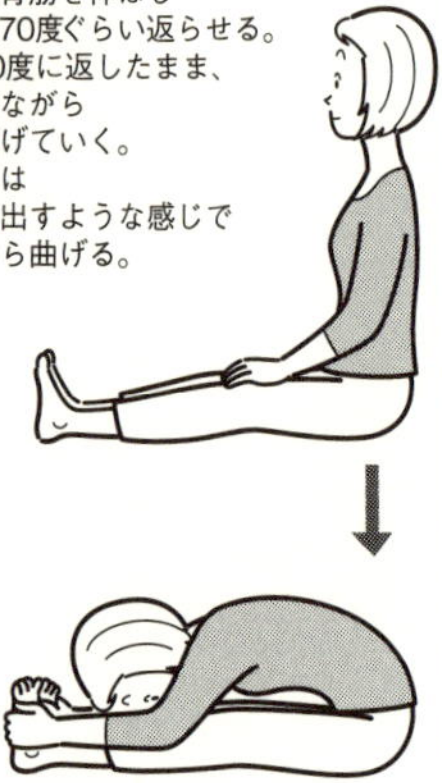

第三体操

・脚を左右に開き背筋を伸ばし、腰を立てて座る。両脚を約120〜130度ぐらい開き（150度を限度とする）、足首が70度ぐらい返れば理想的。
・腰を立て、背筋を伸ばしたまま股関節を中心に曲げていく。曲げる時に手は畳、またはジュータンの上をスライドさせるが、その場合肘は横に開く。

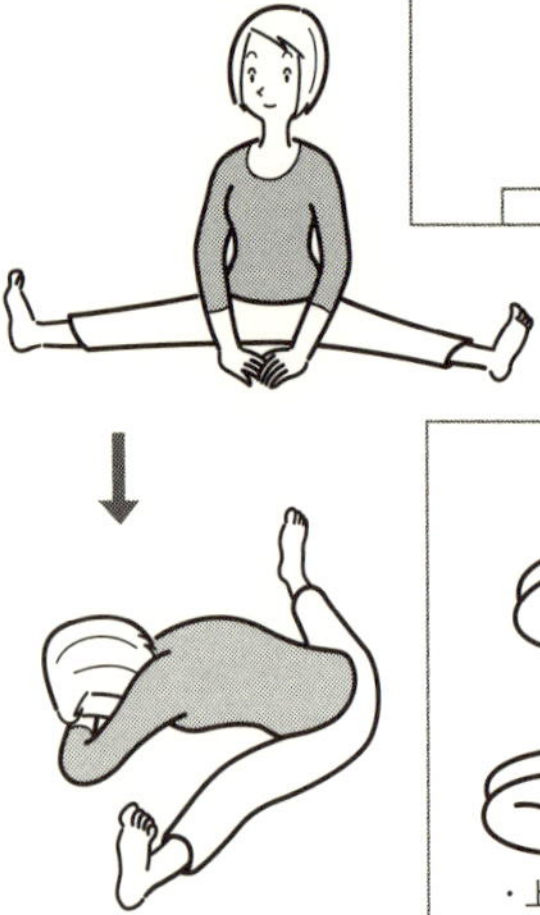

第四体操

・上体を倒すに従って両肘を床に付ける。下半身は、膝をピッタリ付けるのが理想。

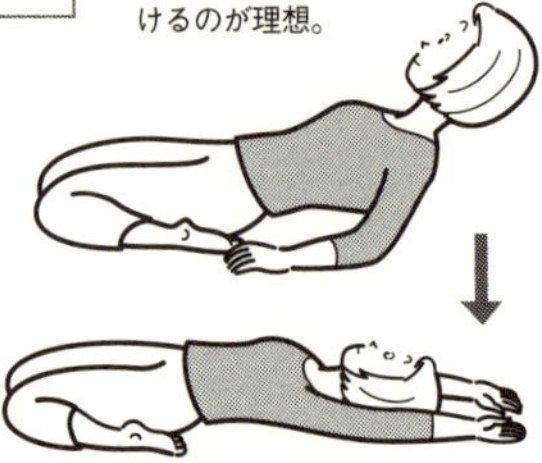

・上体を倒したままで呼吸を行う。呼吸は吐く息を長くして、吸う息を短くするのがポイント。

※腰痛の方は無理に倒すと腰に負担をかける場合があります。決して無理をせず徐々にやってください。

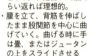

⑧太陽に当たろう！

私は時間がある時は公園に行き、太陽の光を浴びながら、風を感じ、緑の香りを吸い込みながら、呼吸法を行っています。緑の中の空気はとてもいい気持ちです。これは私の経験ですが、異常のある気が太陽の光を吸収すると、とても熱くなります。なぜかはわかりませんが、何度もそのような体験をしています。太陽のエネルギーには身体の治癒力を賦《ふ》活《かつ》する何らかのパワーがあるようです。

紫外線が気になる方は、皮膚は隠してください。服の上からでも身体を取り巻く気が太陽のエネルギーを吸収していきますから大丈夫です。身体の周囲の気を意識しながら呼吸をするとさらに良いでしょう。時々太陽に当たることをお勧めします。

ご自分の身体が気持ちいいなあと感じるようになることは、気の身体が働き始めたということです。身体の力を抜いて、感じることに集中すると、身体にとって良いことを自然にできるようになります。

人間の身体が本来の働きを思い出せば、身体は自然に健康な方向に向いていくのです。

夜、横になれば眠くなり、朝はすっきり目覚め、身体は軽く、痛いところもなく、元気でいられる。無理をすれば、身体がちゃんと「休め！」と信号を出してくれる……そんな自然な身体になっていくでしょう。

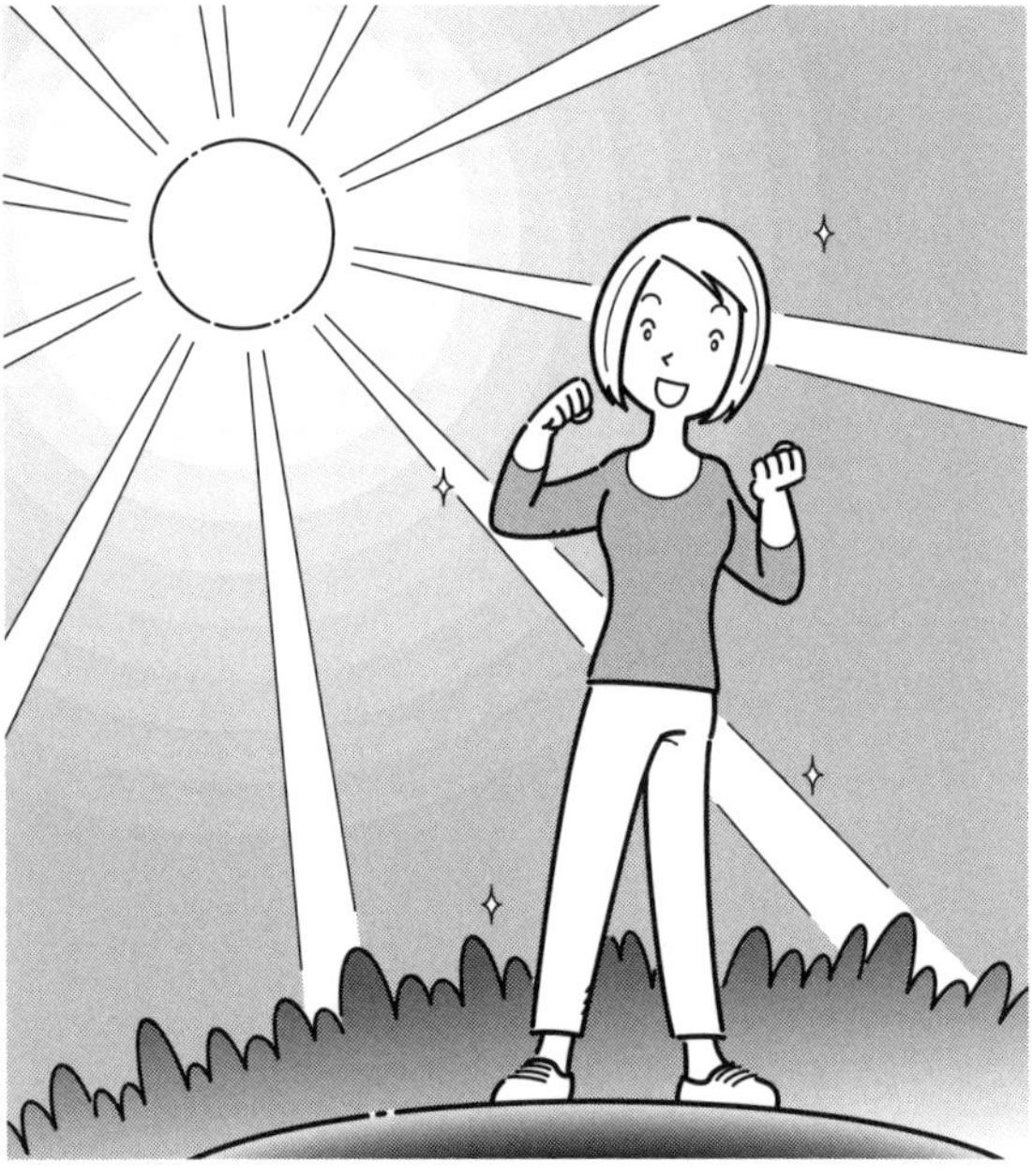

第四章　気持ちも大事——心がつくる気の身体

一、治る力は自分の中に

損だとか得になるとか、そんな価値観で物事を見てしまいがちな昨今の風潮ですが、心と身体はそんなこととは無関係に揺れ動きます。嫌なことには嫌だと身体はきちんと訴えています。それを無視していては具合が悪くなるのは当然です。行きたくないのに付き合いだからと無理に出かける、そばにいるのも嫌だけど仕方ないから一緒にいる……。そんなことを続けていたら、身体が硬くなったり、息が苦しくなったり、手足が冷えてきたりしてしまいます。

まわりの情報や利害に振り回されずに、何が自分の健康を保つために良いか、何が悪いかをまずは自分の心と身体に聞いてみてください。そうすれば自分の身体の中の治る力に出合います。自分の身体に何が足りないのか、自分の身体が何をしてほしいのかなど、本当に望んでいることを見つけて、ご自分の治る力――良くなる力を信じてあげましょう。

「気診」を受けるうちに、なぜ自分が病気になったかわかったという方がいました。ご自

呼吸法や温めること、気持ちを穏やかにすることと、「気診気功」の相乗効果で身体を取り巻く気が改善します。

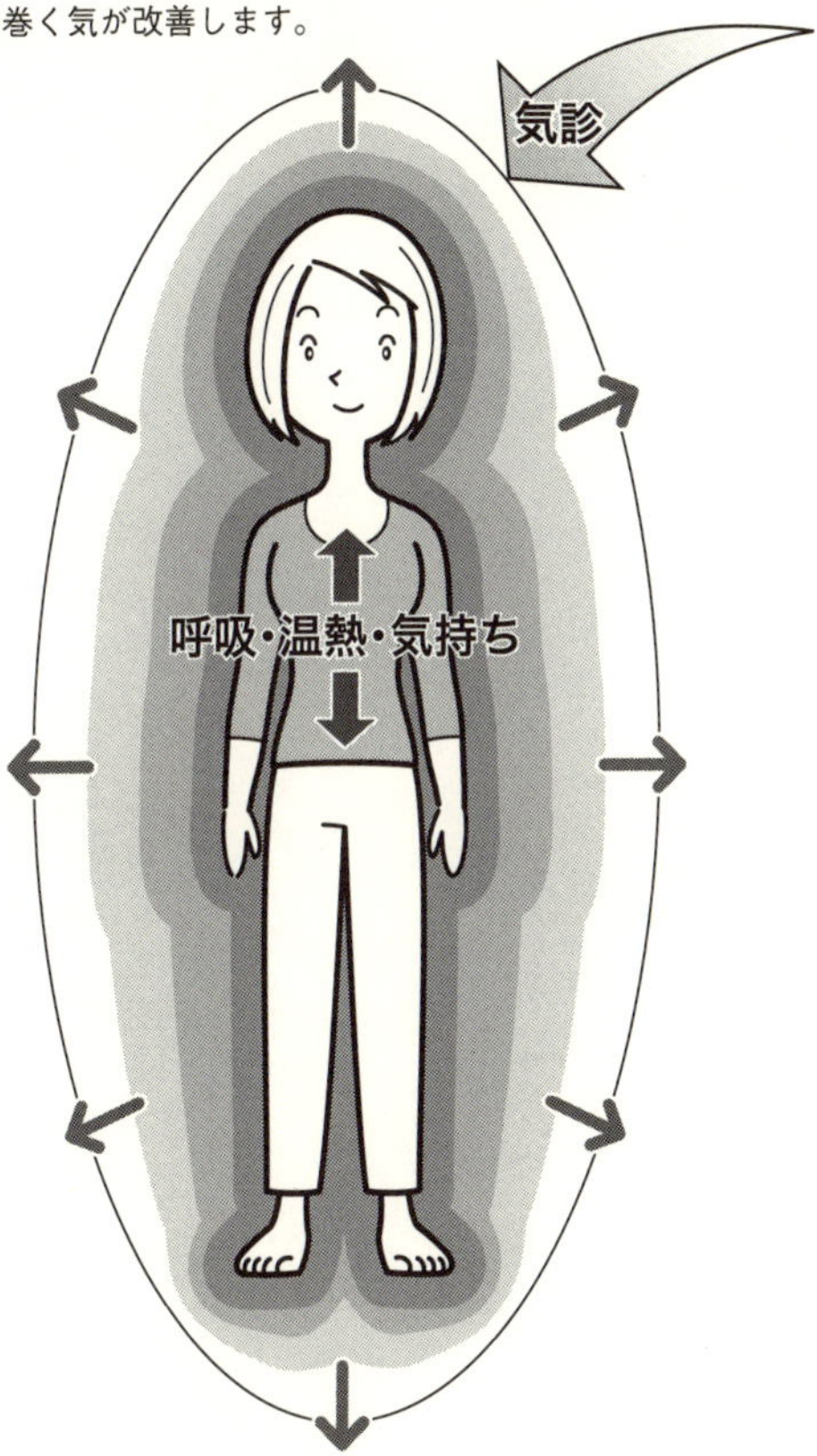

分の身体の声を聴いてあげなかったからだと言うのです。冷えていることにも、呼吸が浅くなっていることにも気づかずにいたそうです。嫌だなあと思っても、人の目や評価を気にして無理をしていたために少しずつ気の身体が縮んで小さくなっていったのです。縮んだ気の身体には邪気が付きやすくなります。そして目に見える身体も硬く縮んでいきます。そうなると身体は冷え、血流も悪くなっていくのは当然です。

身体が発する声を聴いて生活改善できるのは、ご自身です。自分で自分の悪い生活スタイルに気づいて、日々の習慣や生活を改善することと、自分の身体は少しでも自分で良くするんだ！　という気持ちを自ら持つことも大切です。

時々義歯の調整に見える八十三歳のおばあさんは、ある時、腰痛で動けなくなりました。でも少し動けるようになってから、毎日のお散歩を再開されました。「まだ腰が痛いけど、このまま動けなくなったら嫌だから歩くのよ」とおっしゃいます。私はすごいなあと思っています。ご本人にその気がなければ、寝たきりになってしまう可能性もあったでしょう。ご自分の気力が腰痛に勝っているのです。

「気診」で身体を取り巻く気を調え、ご自身で身体を調える、両方がうまく働いた時に相乗効果が期待できます。気の合う先生を見つけることも、治る力が発揮されることに影響があるかもしれませんね。

二、維持するのは自分

良くなる人と変化が見られない人には、ある差があります。良くなる方はとても素直です。

同じ時期に同じような症状の患者さん二人を拝見する機会がありました。お一人は、私の話に耳を傾け、養生などすぐにその場で試してくださいました。もうお一人はそんなことで良くなるわけがないという感じで、黙って聞いていらっしゃいました。その後、どちらの方に改善があったと思われますか？　もちろん実践された方です。

身体を良くしていくには、素直に聴く耳も大切です。とりあえずしばらく試してみて、今度はそれが自分に合うかどうか、ご自分の身体に聴いてあげるのです。身体は素直に応えますから、合うと思えば続けてみればいいし、合わないと思えばやめればいいわけです。

素直な人には、こちらの気もすーっと入っていきます。また、「気診」を受けた方本人も自分の身体の変化を素直に感じますので、どんどん良くなっていきます。そして感じたこと、気づいたことを色々教えてくださいますので、また新しい発見があって、それを実行していくと身体も良くなり、心も楽になっていきます。そして少しずつご自分で体調を調えることができるようになります。

逆になかなか良くならない方は、こちらがお勧めしたことができない言い訳をされます。また自分の具合が悪くなったことなどを他人のせいにして、その感情を心の中にためています。結局いつもご自分で悪い状態に戻してしまうわけです。そうなりますと、こちらが気を送ってもあまり変化は期待できません。考え方を変え、感情面でわだかまりを解くことができるのはご自分だけです。そして身体は誰のものでもない、ご自身のものです。そのことに気づかない限り、あまり効果は期待できないと思っています。

相手の気がこちらに向いていない時は、気が入りにくく、効果も薄いと感じています。

三、シンプルに考える
――感情に巻き込まれない

身体を取り巻く気は感情によっても変化します。激しい感情は自分の身体をも痛めます。怒ることを「頭に来る」とか、「頭に血が上る」と言います。気が頭の方に上がってしまうのです。怒り続ければ、気が頭に上ったままになってしまいます。足の方の気はなくなって、よくマンガなどに出てくる足のない幽霊のようになってしまいます。

そんな時はゆっくり息を吐いてみるといいでしょう。一旦そのことから離れるのです。そうしますと頭に上った気が下に下りてきて、少し冷静になれます。自分の感情でご自分を傷つけては仕方ありません。少し離れてその感情を見つめる、自分を他人の目で見るというようなことができれば、自分の感情に巻き込まれて具合が悪くなることは少なくなります。

嬉しいとか悲しいとかいう感情は、自分が無理に作ろうと思っても出てくるものではありません。自分の中から自然に素直に出てくるものです。こういう状況だから喜ばなくてはいけないというものでもありませんし、この場合は、悲しまなければいけないというものでもありません。自然に湧き出してくるものです。

ところが、誰でも怒ったり悲しんだりしますが、その感情を長期間引きずっていますと、身体の具合が悪くなってしまいます。どうにもならない感情もあるでしょう。しかし切り替えをすることが大切です。そのことを受け入れて、次に活かすようにすると身体は制約から解放されて楽になっていきます。

四、こだわりを捨てる

たくさんの情報があふれている今日、それらに縛られていらっしゃる方が多いかもしれません。人と同じでなければ不安……そう思っている方もいらっしゃるかもしれません。

でも人はみなそれぞれ違います。こうでなくちゃと自分を縛っていると苦しくなります。人と違っているからといって仲間はずれにするなら、それをするまわりの人の心が狭いのです。世の中を広く見れば、理解してくれる人はたくさんいます。そういう人たちの中にいますと、ご自分の気がのびのびと成長していきます。

本当に自分の心地よさを知っている人は、他の人が選択する道にあれこれ文句をつけません。進む道を応援してくれます。自分の本当の心地よさをわかっているので、自分の価値観を押し付けてくることはありません。自分の価値観だけで人を判断しませんし、相手の価値観をきちんと尊重してくれます。人にはそれぞれ自分の心地よさがあるのです。大切に思っていることも、幸せだと感じることも、人によって違います。そのことがわかる人が増えると、世の中はとても暮らしやすくなると私は思っています。

仕事から離れたご自分の時間の中で自分の心地よさを大切にする時間がありますと、気持ちが安定してきます。時間の余裕を見つけてまずは自分の心地よさを探してみましょう。

また、何か手を貸してくれる人も親切ですが、そっと見守っていざという時に手を貸してくれる人はもっと親切です。親切なつもりが、自分の価値観の押し付けでは余計なお世

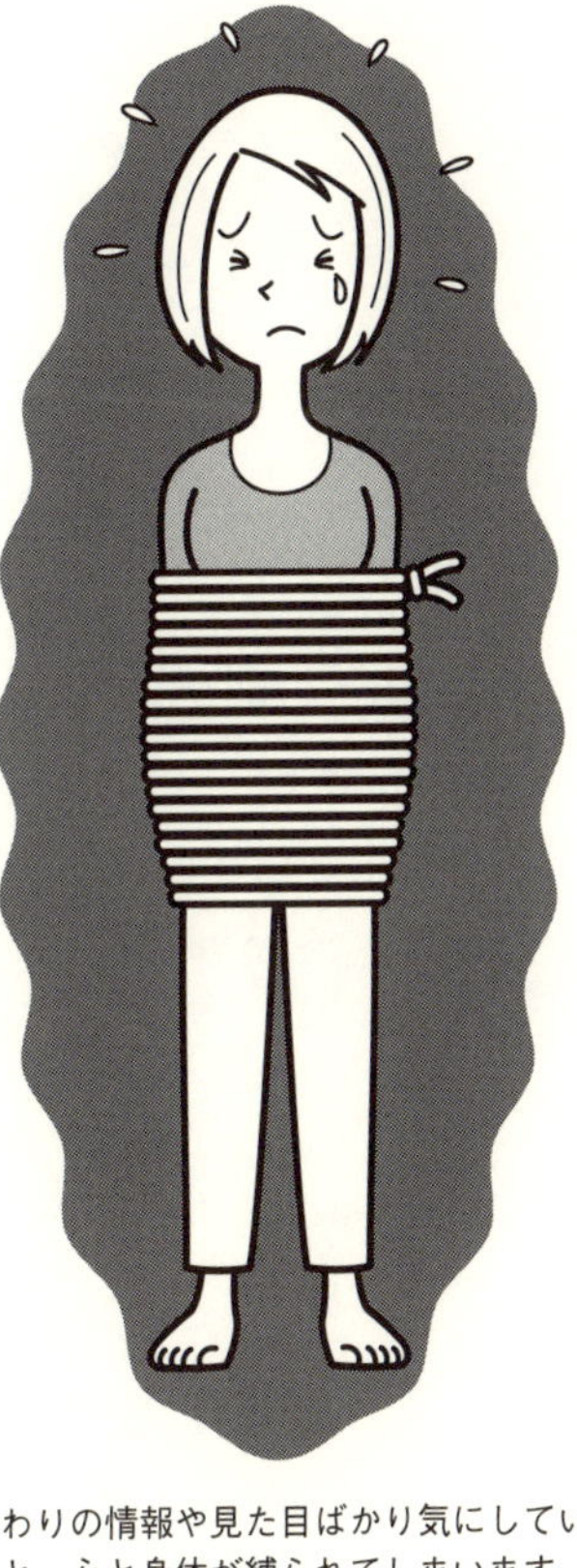

まわりの情報や見た目ばかり気にしていると、心と身体が縛られてしまいます。

話になることもあります。相手が本当に望んでいることかどうか、よく見極めましょう。「こんなに○○したのに感謝もしない」などと思う前に、相手が本当に望んでいることをしたのかどうか、かえって相手に嫌な思いをさせていないか、振り返ってみる必要があります。感謝されることを求めて何かをするなら、それは自己満足にしかすぎませんから。

また嫌なものは嫌だと言える仲間を増やすことも、気が楽になることにつながります。特にこだわりがなければ、相手が嫌だと思うことをそのまま受け入れることができます。あれこれ考えることはありません。自分の「嫌」を言える人は、相手の「嫌」も受け入れます。

気が自由にのびのびとしている時、人はもっとも自分らしく自分の能力を発揮できるのです。

五、夢中になれるものを探す

初めて小田一先生にお目にかかった時、先生は私に「あなた、気診できるよ」とおっしゃいました。素直な（単純な）私は、それですっかりその気になって「気診」の勉強を始めることにしました。もちろんそんなに簡単な道ではなく、身体が辛い時期もありましたし、なかなかうまくできないこともありました。でも今では、私は夢中になれることに出合うことができたことを本当にありがたいと思っています。人生の中で、何か夢中になれることがあって、それが誰かのお役に立てるなら、こんなに幸せなことはありません。「気診」の研究をしている時は、楽しくてとても元気になれます。どうしたら気や身体が良くなるか、どこが原因でそうなっているのか、何をしたらそれが改善するのか、気を診ながら、いつもそんなテーマを自分の中に持って研究しています。「気診」が自分の中心になって、私の人生はとても充実したものになってきました。

仕事でも趣味でも遊びでも何でもいいから、自分が夢中になれるものを探すことをお勧めします。夢中になっている時は、まわりの雑音はたいして気にならなくなります。気の進まないことにあれこれ振り回されることも減っていきます。また他人のことをあれこれ言う暇もなくなります。

興味を持ったものからトライしてみると、夢中になれることが見つかるかもしれません。子供の頃の夢を思い出してみるのもいいですね。夢中になれることの中に、ご自分の能力を生かした可能性が眠っていると思います。

価値基準を他人の中にではなく自分の中に置いて、自分の中心が決まると、自分の可能性が次々と広がっていきます。夢中になっている時間はとても早く楽しく過ぎ、幸せな時間と感じられると思います。

そして、ご自分の気が大きく広がり、とてもクリアな状態になってきます。身体も軽く気持ちも軽く元気になって、ご自身の本質である気がキラキラと輝き始めていることに気づくでしょう。

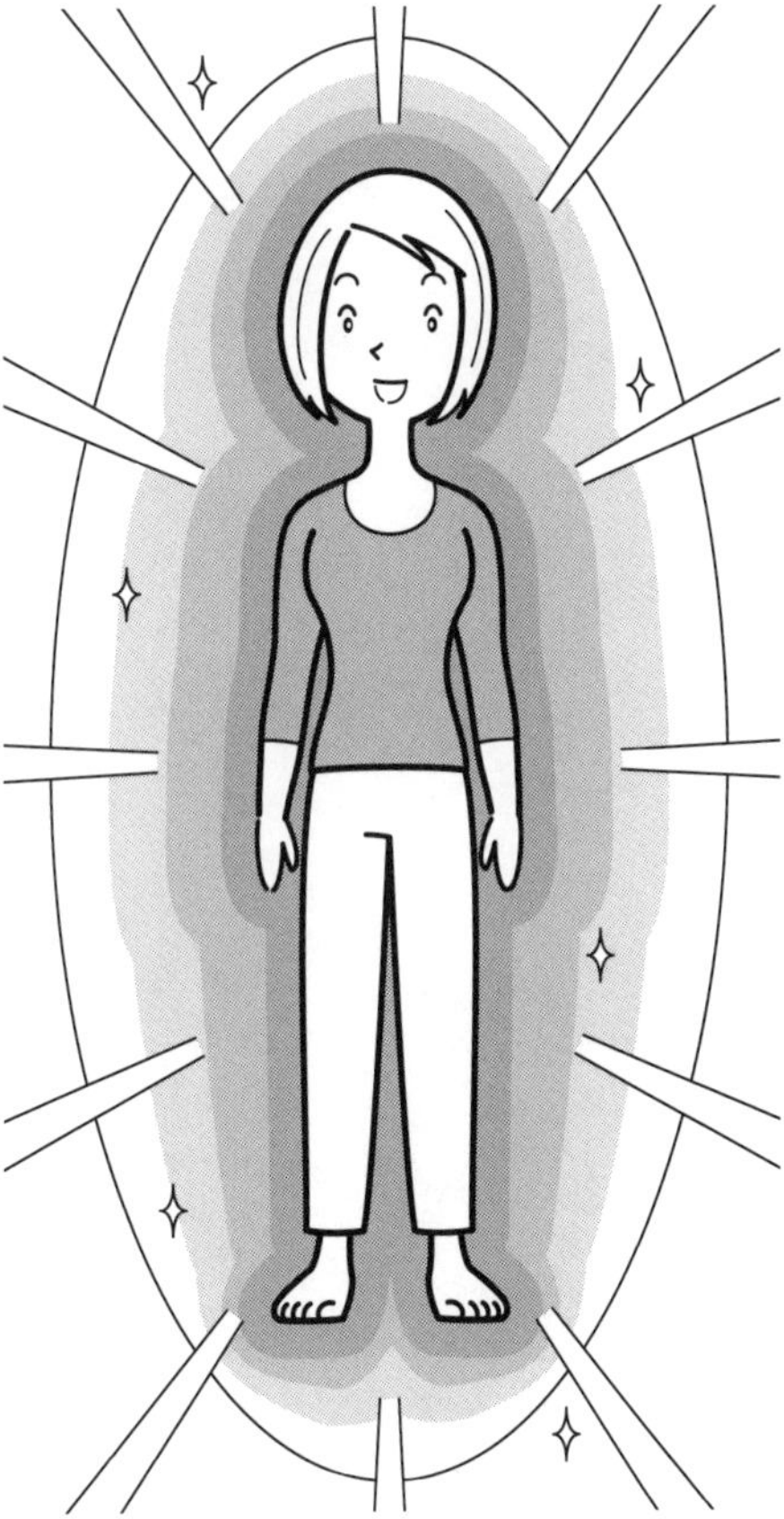

何かに夢中になっていると、心と身体が元気になって気がキラキラと輝き始めます。

おわりに

気をとらえる能力は超能力ではなく、人間が本来、持っている能力です。人間の身体が自然な本来の状態に戻ることで、その能力はゆっくり目を覚ますと思っています。

人間の身体が目に見える肉体と、目に見えない気の身体で構成されていることは、まだ医学の常識ではありません。しかし「気診」という方法を使いますと、どなたでも気の世界に触れることができます。

そして気の身体へのアプローチが、今、心や身体のことで辛い思いをされている方に、少しでも明るい希望になるのではないかと思っています。多くの方に気の世界を意識して頂けるようになりますと、健康への意識も変わり、医療に「気」という概念が加わることでしょう。

まだまだ気の世界はわからないことばかりです。しかし、世の中では量子物理学の研究が進歩し、気の世界も解明される日が近いと感じています。今辛い思いをされている方が元気になる一助となりたいと心から思います。そして気の研究が早く進んでほしいという思いで一杯です。

「気診」はある意味とても難しいです。誰でもが同じものが見えるわけではなく、気のレベルが同じになれば同じものが見えるという段階があるからです。異なったレベルでは違う気がとらえられます。これが「気診」がなかなか理解して頂けない理由だと思っています。しかし、呼吸を合わせ、気のレベルを揃える訓練を積むことで、同じ気がとらえられ、高いレベルの気を判断し、気を送ることができるようになります。

「気診」は万能ではありませんが、健康を維持するための様々なアプローチと一緒に行うことで、より高い効果が期待できると思っています。

また今回第三章でご紹介した「元気になる法」は、ほとんどが私自身の体験です。以前に無理をしたことから、一時体調が悪い時期が続きました。起きているのも辛くて、家にいる時は寝てばかりいましたが、その一方で、そんな身体を元気にする方法を試行錯誤で探していきました。こうして自分の身体が何を望んでいるか、どうしてほしいのかという声に耳を傾け、様々な方法を試して効果があったものを本書でご紹介しました。

また私が小学生の頃に、背中に痛みがあった時期がありました。しばらく続いた痛みはいつのまにかなくなってしまいました。三十数年の時を経て、最近また小さい頃に痛んだ同じ箇所、胸椎の六番、七番あたりに痛みが起こりました。小学生の頃に感じた痛みは、その部分の気の流れが滞ったためでした。最近感じた痛みは、逆に気が流れ始めたことによって起こったものということがわかりました。

身体が元気になっていく過程で、色々なことが起こってきます。痰や鼻水がたくさん出たり、身体がかゆくなったり、皮膚が何度もむけたり……。その度に私の身体は浄化されていくように軽くなっていきました。身体の声を聴いてあげれば、起こっていることが良い方向に進んでいるのか、悪くなっているのかわかります。

まずはご紹介した方法の中で、「深い呼吸をしよう」「温める」「噛みしめない」というところから始めてみてください。そうしますと、ご自身の身体が何を求めているのかを感じられるようになり、関節を回してみたくなる等、必要なことをしたくなります。身体に無理がかかる衣服を身につけて苦しくなり、それを弛めたくなる等、身体が嫌がることがわかるようになります。そして次はご自分の身体が発する声に耳を傾けてみてください。

命には限りがあります。その中で少しでも快適に元気に過ごして頂けることをお祈りしています。

また「気診」に興味を持たれた方は、「気診」の世界を体験してみてください。人間が本来持っている気をとらえ、気を発する潜在能力を取り戻すことは、身体を健康にするだけでなく、様々な分野に応用できる可能性を秘めていると思っています。

最後になりましたが、「気診」の世界をご指導くださった故小田一先生、一緒に気の改善方法の研究にご協力くださった患者の方々、臨床の場を与えてくださり、応用させてくださった先生方、気診の学校の生徒の皆様、また応援してくださった多くの皆様、十七年の時を経て、文庫改訂版出版にあたり編集を担当してくださった梅﨑柚香様、イラストを描いてくださった平松ひろし様に心より感謝致します。

【著者紹介】
小倉左羅（おぐら　さら）　本名：小倉才子
学歴：東邦大学附属東邦高校卒　東京歯科大学卒
職歴：各歯科医院、クリニックで研鑽を積み
銀座漢方天クリニック院長
介護期間を経て、現在
八王子漢方クリニック院長
気診の学校代表
気診ナチュラルラボ合同会社 CEO

歯科医をしている頃、歯の痛みが取れないのは、体調が悪いことも影響していると感じ、身体全体にアプローチできる方法を探して、出合ったのが気診です。気診の創始者、兵庫県加古川市の整形外科医、故小田一先生に師事し、約十年学び各歯科医院、クリニックで研鑽を積み、2014 年、気診を軸に漢方、養生、食養生などで自然治癒力をアップする銀座漢方天クリニック開院。介護でしばらくお休みをし、2023 年八王子漢方クリニックを開院。気診と出合って四半世紀、皆様を元気にしています。

文庫改訂版《ぶんこかいていばん》　気診《きしん》で元気《げんき》！

2024年11月29日　第１刷発行

著　者　　小倉左羅
発行人　　久保田貴幸

発行元　　株式会社 幻冬舎メディアコンサルティング
〒151-0051　東京都渋谷区千駄ヶ谷4-9-7
電話　03-5411-6440（編集）

発売元　　株式会社 幻冬舎
〒151-0051　東京都渋谷区千駄ヶ谷4-9-7
電話　03-5411-6222（営業）

印刷・製本　中央精版印刷株式会社
装　丁　　弓田和則

検印廃止

ISBN 978-4-344-94949-2　C0075
幻冬舎メディアコンサルティングＨＰ
https://www.gentosha-mc.com/